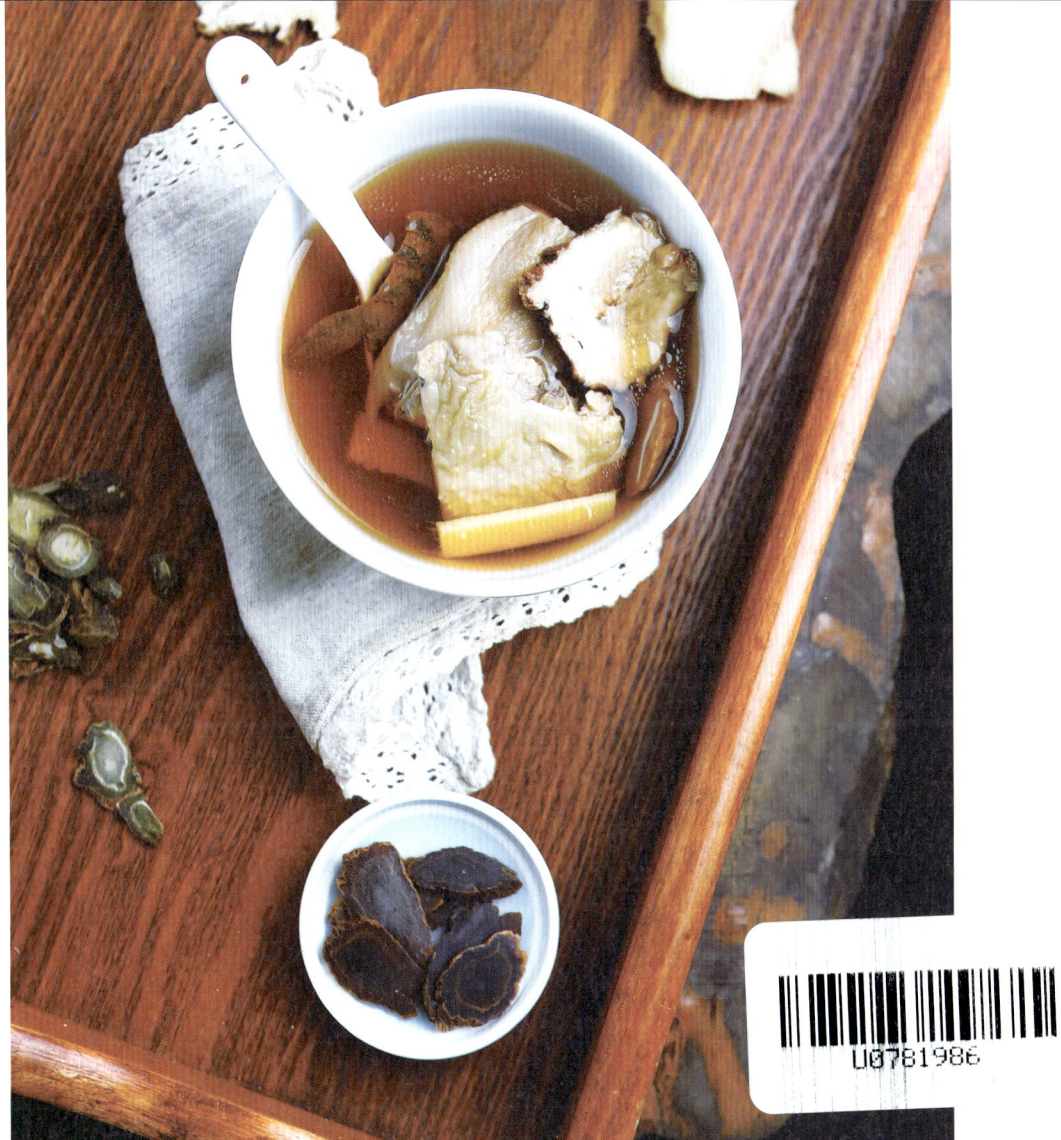

中医食养智慧系列

主编 ◎ 杨志敏

每日一膳

增强体质篇

SPM
南方出版传媒
广东科技出版社
·广州·

U0781986

图书在版编目（CIP）数据

每日一膳：增强体质篇 / 杨志敏主编. —广州：广东科技
出版社，2022.2 （2024.4重印）
　　（中医食养智慧系列）
　　ISBN 978-7-5359-7712-0

　　Ⅰ. ①每…　Ⅱ. ①杨…　Ⅲ. ①食物养生—食谱
Ⅳ.①R247.1　②TS972.161

　　中国版本图书馆CIP数据核字（2021）第277680号

每日一膳——增强体质篇

Meiriyishan——Zengqiang Tizhi Pian

出 版 人：严奉强
策划编辑：曾永琳
责任编辑：曾永琳　熊拓新
装帧设计：友间文化
责任校对：于强强
责任印制：彭海波
出版发行：广东科技出版社
　　　　　（广州市环市东路水荫路11号　邮政编码：510075）
销售热线：020-37607413
https：//www.gdstp.com.cn
E-mail：gdkjbw@nfcb.com.cn
经　　销：广东新华发行集团股份有限公司
印　　刷：广州市彩源印刷有限公司
　　　　　（广州市黄埔区百合3路8号　邮政编码：510700）
规　　格：787mm×1 092mm　1/16　印张12　字数240千
版　　次：2022年2月第1版
　　　　　2024年4月第4次印刷
定　　价：69.80元

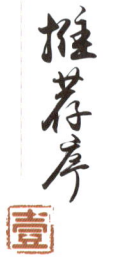

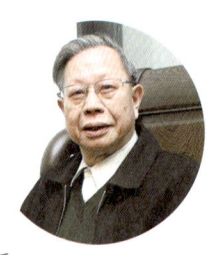

禤国维

国医大师

《汉书·郦食其传》云："王者以民人为天，而民人以食为天。"兴国安邦，以民为本，民之根基，则为食。古往今来，"民食"为治国之要事。古时百姓食之，多为饥饱，今国家昌盛，其果腹之余，更为安康。

《金匮要略》中所言："所食之味，有与病相宜，有与身为害，若得宜则益体，害则成疾。""人""良"二字合而为"食"，"良"吾以为"对"之义也。如《金匮要略》所意，人食之以良，则滋养脏腑，御邪防病，延年益寿；食之非良，则损脏破腑，百病丛生。"食"乃大事也，每日之膳食又岂容忽视？

中医所谓"三因制宜"，便指诊治因时间、地域、体质之别而有所差异。药食同源，膳食之理亦是如此。时有春夏秋冬、昼夜晨昏、阴晴圆缺之分，地有山河湖泊、雨雪雾霜、寒热温凉之别，人有男女长幼、壮弱病孕、高矮胖瘦之异。运药或求膳者，必顺天地之大道，合时、地、人三者也。若本末倒置，恐南辕北辙而生之为害。清代名医叶天士曰："药不在贵，对症则灵；食不在补，适口为珍。"此乃为运药、求膳之三因制宜所述也。

古之膳食珍籍，多为帝王之家所用。今百姓以健康为重，食养之书，可谓多如牛毛，多则易惑，择良书而非易事也。杨志敏教授与我有缘，吾二人既为同仁，亦为师生。时过数十载，志敏之成长，对病患之赤诚，为中医药健康事业之发展而废寝忘食之状，吾仍历历在目。其悬壶三十余载，感羸弱百姓心之所往，察松柏之人食之所向，蕴以中医养生之道，终成此丛书。此丛书字字珠玑，生动美妙，点评之通俗易懂，图片之精美如画，可谓煞费苦心。

今欣闻志敏之作即将出版，实属民之幸事。鄙人愿尽绵薄之力，乐之为序，助其传道授业，教百姓趋利避害，食之有道，以保安康，亦为吾辈医者之所冀也。

禤国维

2022年1月

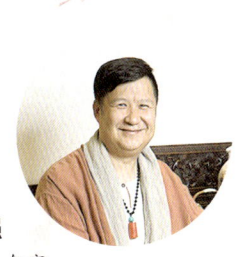

关伟强
著名美食家

中华饮食文化源远流长，博大精深。我们欣喜看到，杨志敏教授常年专注于中医养生饮食的研究，并为我们推出了此丛书。该丛书为中华饮食文化、中医养生文化增添了一道亮丽的风景线，可赏、可食、可养，色香味效俱全，令人惊叹。

岭南是中医的风水宝地，以广东作为代表地域。都说食在广东，广东的饮食文化，是中医养生文化的一个重要组成部分。健康和快乐源于生活，广东人追求饮食，更多是为了享受这种健康和快乐的生活状态。只有懂得岭南饮食文化的特点，了解岭南人的生活习惯，才能够煮出岭南美食。

岭南饮食文化中，讲究"不时不食"，强调的就是食材的季节性。食材有春生、夏长、秋收、冬成，选择应季、地道的食材来烹调美食，能够使食材的色、香、味发挥得淋漓尽致。

岭南的美食，精致而典雅。制作一道美食，不是单纯的堆砌，需要了解食材的品性和文化，用心去烹调。比如茶，是端庄儒雅的，需要心平气和、气定神怡才能沏出一壶好茶。除了食材的选择和搭配外，也要用心去感受饮食人心情的变化，才能烹出一道好膳食。

随着现代人亚健康问题的增多，以及人类对回归大自然的追求，"绿色"的生活风靡世界。杨志敏教授认为大自然每一种食材都有其特性，根据自身情况去选择合适的食材来制作膳食，顺应自然之道，是能够保健养生的。"人体自有大药"，通过药膳可调节人的生理机能，恢复健康，从而达到养生的目的。

本丛书介绍了茶、酒、汤、饭、粥、菜等药膳，形式丰富。每种药膳都有食材、做法和功效等介绍，为众多食客提供了一套应时节的"养生药膳"工具书。本丛书图片精美、质朴自然，菜品与器具、静与动、色与形的和谐统一，与中医养生之"和"道同气相求，既实用又极具观赏价值，相信一定会受到广大读者的欢迎。

杨志敏教授编创此丛书就是要告诉大家，养生不仅是治病，更能通过饮食和调整生活方式去达到。该丛书的成功出版，实现了杨志敏教授多年来致力于发展中医食养文化的愿望，丰富了中华文化的宝库，又是社会对她常年为追求中医养生文化，不断开拓创新精神的一个奖赏。

关伟强

2022年1月

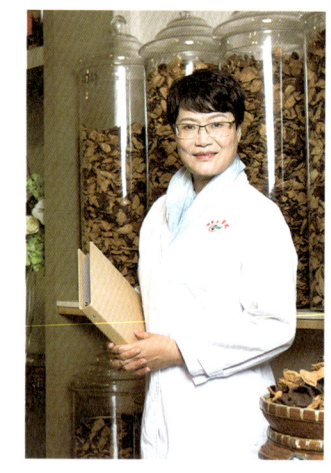

自序

书将付印，落笔为序，不免想起做《每日一膳》的初衷。

最初起源于南方报业传媒集团新闻客户端「南方＋」要推出健康专栏，希望能通过互联网渠道传播中医健康知识。什么是大众最关心、最容易接受的？经过激烈讨论，最后将主题定为膳食。在此背后，颇有渊源。

我出生于广东南海的一个中医世家，家父是"保愈堂"的第八代传人。虽然父亲诊务繁忙且时常外出应诊，但对于自幼体弱的我，他总想尽各种办法，在物质资源有限的年代，根据季节的转换为我制作各种五味调和、粗细相配的膳食。其既有疗效又能免去吃药之苦，让我收获了健康。

在我看来，膳食是富含情感与力量的。这种力量，源于万物在春夏秋冬、四时更迭的过程中所获得的偏性。同样，人体的生命活动离不开春生、夏长、秋收、冬藏的自然规律，而疾病的发生也受四时变化的影响。例如，肝病好发于春天，脾胃病好发于长夏，心脑血管疾病好发于秋冬季节。通过膳食的偏性纠正人体疾病状态下的偏性，使人体恢复和态，正是中医食养智慧的体现。

世界卫生组织提出，慢性疾病形成的因素，60%来自不良的生活习惯，因此健康需要在日常起居饮食中进行维护。如唐代孙思邈指出："夫为医者，当须先洞晓病源，知其所犯，以食治之，食疗不愈，然后命药。"追溯到西周朝代，宫廷设有食医、疾医、疡医、兽医四科，而食医正是掌管帝王的饮食健康，以膳食调养防病治病。

"民以食为天"，不管是宫廷还是民间流传着大量的药膳食谱。春回南时夏暑湿，秋风干燥冬不适。人们总能根据四时气候的特点，挑选不同的食材，娴熟运用各种烹饪技巧，烹调出汤、菜、粥、饭、茶或酒等各式膳食，守护一家老幼的健康。特别在岭南地区，药材和食材相结合，形成了独特的药膳文化。

药膳的搭配讲究因地、因时、因人，讲究食材寒热温凉，讲究体质的寒热虚实。通过"以偏救偏，虚则补之，实则泻之，热者寒之，寒者温之"的法则，以四气五味调和人与自然，使人体脏腑功能保持协调，维持和谐的健康状态。我们从"药食同源"的思想出发，运用各种烹饪技法，让药物的功效与食物的美味融为一体。保证药膳在具有美食的色、香、味、形的同时，还能发挥养生保健的作用，从而形成一种食养的生活方式。

《每日一膳》专栏推出六年多的时间，从未中断。很多读者依单采购而从中获益，这不啻为对我们团队莫大的鼓励，也是我们一直坚持下来的动力。在编写的过程中，各种时令食材常常让我想起儿时家乡的味道。为了能使菜式丰富多样，每到一个地方，我都留意当地的饮食特点；有机会尝到新菜，就研究大厨们的配搭；每到季节转换，则到菜市场转转，看看有什么当令的食材，寻找新灵感；在研读中医方书或古代养生饮食专著时，也试着结合现代人生活特点，把其转变成可烹调成膳的配方。

本套丛书最大的特点，是针对不同的季节、不同的人群、不同的体质与身体状态，推荐不同的膳食。除了注重膳食的营养均衡和健康外，在烹调方法上，注重方法简单易做；在食材选择上，注重时令性，突出岭南人所追求的保持食材鲜、香、淡、软的特点；在药材与食材搭配上，注重功效与口感相兼，避免将"煲汤"变成"煲药"，让一家老少均可接受。

健康与养生，源于膳食，却又不止于膳食。膳食的"太过"和"不及"都有害于身体与自然。恩师、国医大师颜公德馨强调"衡"，得以享寿九十有八。国医大师邓铁涛教授年逾百岁，生前高龄时仍行动自如、思维敏捷、皮肤光洁，其养生的秘诀乃是 "养生先养心，养心必养德"。

膳者，善也，正所谓仁者寿。是为序，谨以此套丛书感恩为我们提供食材的大自然母亲。

本套丛书的出版，感谢团队的合作，也离不开设计师于进江先生、美食家关伟强先生、简丽全厨师和广东懿德集团有限公司的鼎力相助，在此一并感谢！

2022年1月

目录

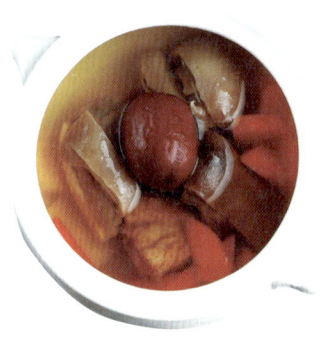

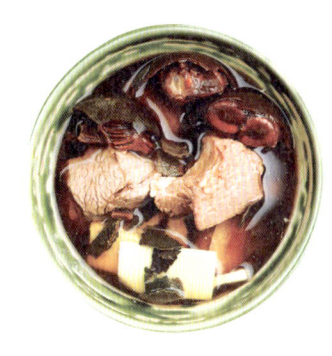
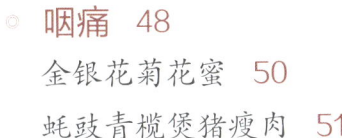
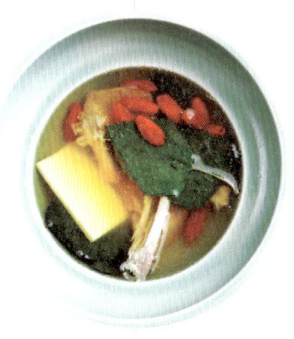

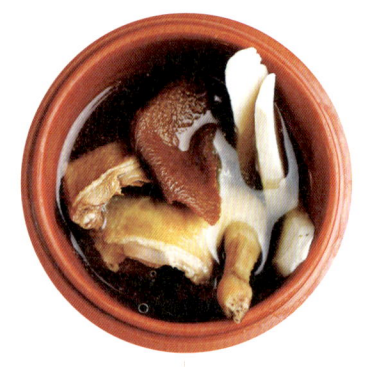

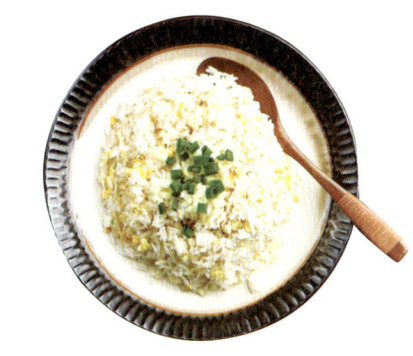

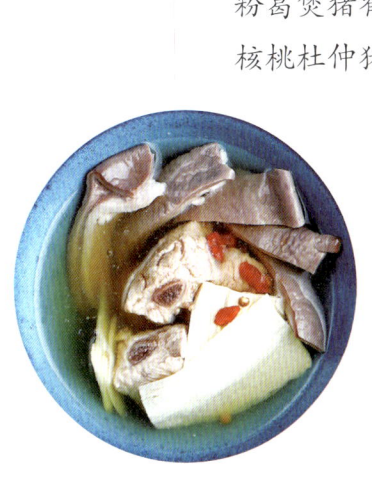

附录

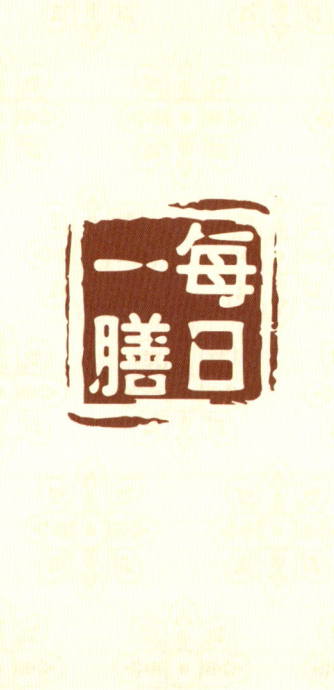

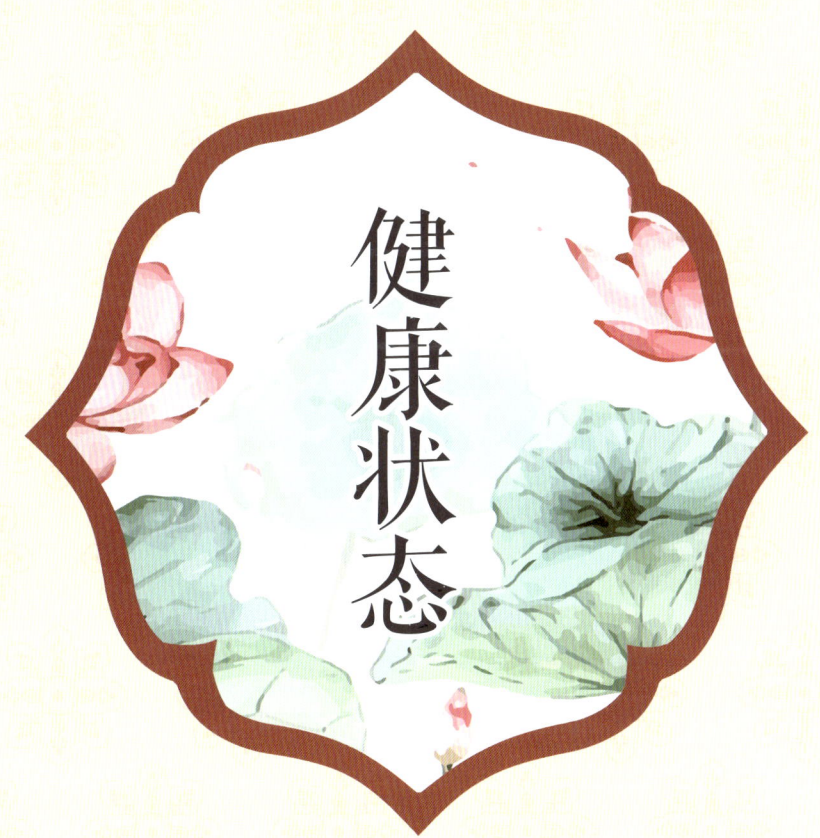

健康状态

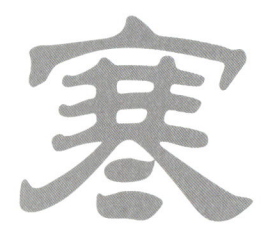

寒气是比较常见的邪气，但是我们需要区分虚寒和实寒，虚寒主要由阳虚引起，而实寒主要是寒气太过引起。

虚　寒

阳虚

往往表现出神疲乏力、畏寒肢冷、腰膝酸软，排便乏力或便质稀溏，小便清长或夜尿频。（荐：板栗、核桃板栗猪腰汤）

阳虚夹湿

有阳虚表现，兼有四肢困重、头昏如裹、大便黏滞等。（荐：艾叶、艾叶老鸡汤）

阳虚夹痰

有阳虚表现，兼有胃腹胀满、不欲饮水、咳嗽痰多等。（荐：胡椒根、胡椒根煲鸡脚）

阳虚夹瘀

有阳虚表现，兼有色素沉着、舌青或暗紫有瘀斑，而女性常见月经色暗、痛经、血块多等。（荐：三七、三七红参鸡汤）

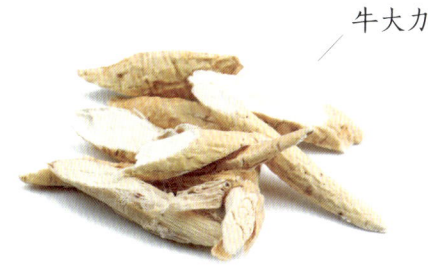

牛大力

实 寒

寒凝

寒气太多，凝聚不通，不通则痛，所以常表现出手足冰冷、关节冷痛、活动不利等。（荐：当归、当归杜仲牛大力煲牛膝骨）

寒夹湿

自觉肢体冷痛困重，伴有腹冷、腹痛、腹泻等。（荐：草果、羊骨浓汤）

寒夹瘀

伴有胸闷痛、唇色紫暗、头痛怕冷等。（荐：川芎、药膳凤爪）

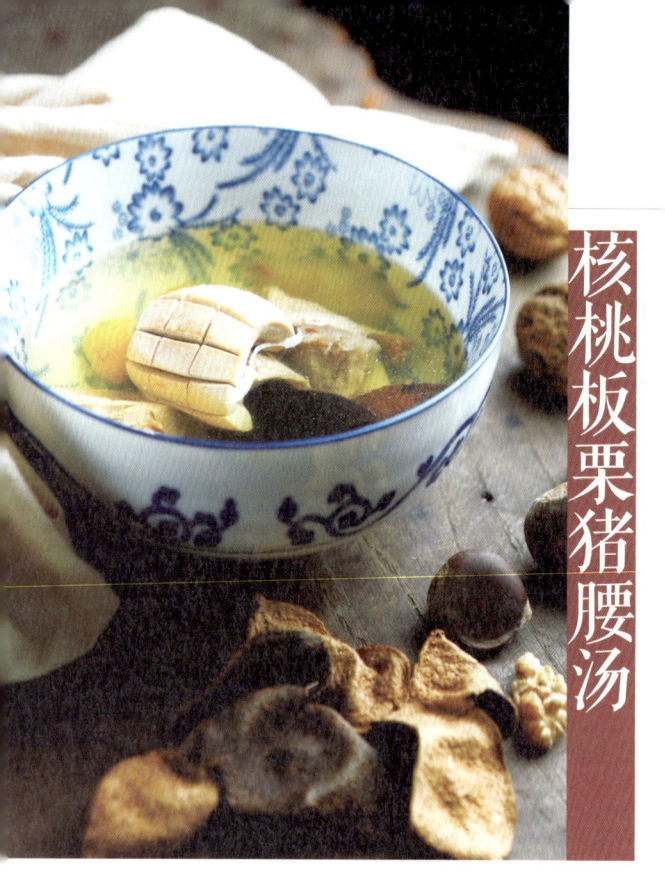

核桃板栗猪腰汤

口味	分量	厨艺	厨具
浓郁	2～3人量	煲	汤锅

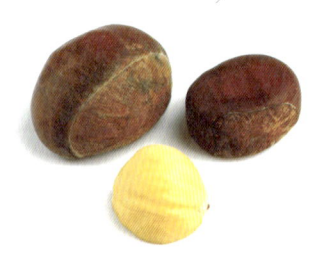

板栗

材料

猪腰1对（约150克），猪瘦肉100克，核桃仁50克，板栗100克，生姜3片，陈皮1瓣，生粉、食盐适量。

做法

- 猪腰从中间剖开，去除白色内膜，用生粉腌制5分钟后，再用清水反复漂洗并焯水，去除异味。
- 猪瘦肉洗净切块；板栗用开水浸泡去皮。
- 锅内加适量清水，用大火烧沸后，加入所有食材，再用小火煲1小时，调味即可。

专家点评

中医认为核桃味甘，性温，有补肾益精之功。板栗味甘，性平，有益气健脾之效。配以"以形补形"的猪腰，佐以温中理气助消化的生姜、陈皮，凡有阳虚诸症者，此汤膳尤为合适，也可作为大众冬日滋补养生的药膳。

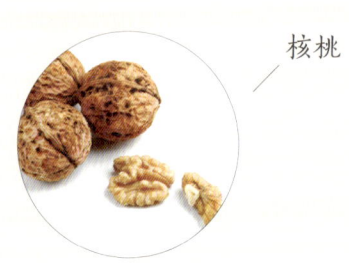

核桃

艾叶老鸡汤

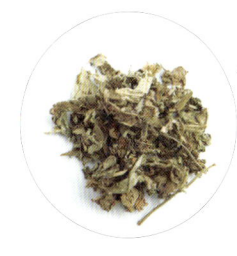

艾叶

厨具	厨艺	分量	口味
砂锅	煲	2~3人量	浓郁

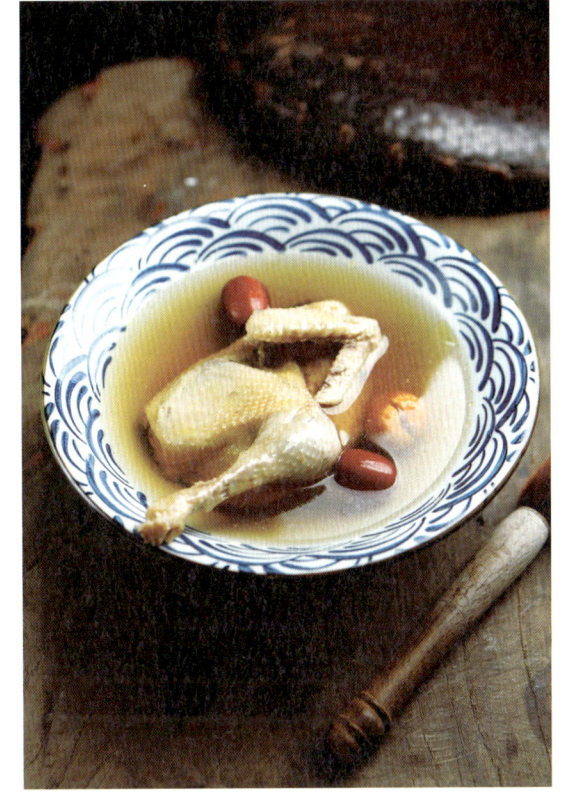

材料

老鸡半只，鲜艾叶100克（或干艾叶50克），生姜5片，红枣3颗，蜜枣2颗，食盐适量。

做法

❀ 老鸡斩块，清洗后焯水；鲜艾叶煮水30分钟，去渣留汤备用。

❀ 把所有食材放入砂锅内，加入艾叶汤，大火煮开改小火煲1.5小时，调味即可。

专家点评

艾叶温经能逐寒湿，配以老鸡的补益气血之力，佐以姜枣健脾和中、补益气血，再以蜜枣调味。这个汤品能缓解四肢困重、头昏如裹、肢体冷痛、畏寒怕冷等阳虚夹湿的不适，大众亦可在湿冷的冬末春初时节做保健食用。

小贴士

湿热体质者不宜。

5

胡椒根煲鸡脚

口味　浓郁
分量　2~3人量
厨艺　煲
厨具　汤煲

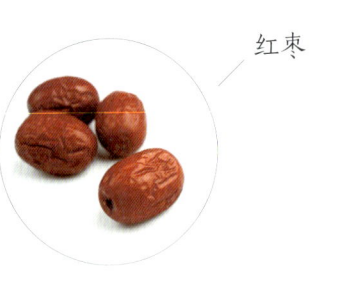

红枣

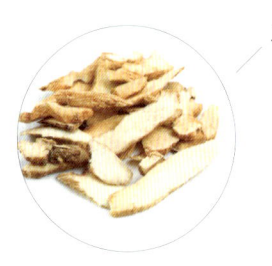

玉竹

专家点评

陈皮，以产于广东新会者为道地药材，具有理气化痰的功效。陈皮、胡椒根为汤膳料理的主将，搭配玉竹润其燥，佐以红枣减其苦，加入"以形补形"的鸡爪，共熬一碗温经络、运脾胃、化痰浊的调理靓汤。此汤品，尤宜阳虚夹痰状态者饮用。

材料

鸡脚10只，猪瘦肉300克，陈皮1瓣，胡椒根50克，玉竹15克，红枣2颗，生姜3片，食盐适量。

做法

- 鸡脚、猪瘦肉焯水备用。
- 煲内加入清水煮沸，放入所有食材，大火煮开转小火煲1小时，调味即可。

小贴士

湿热体质者不宜。

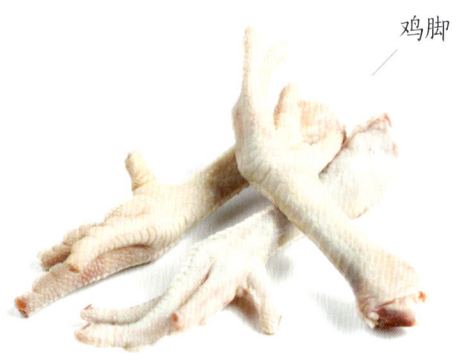

鸡脚

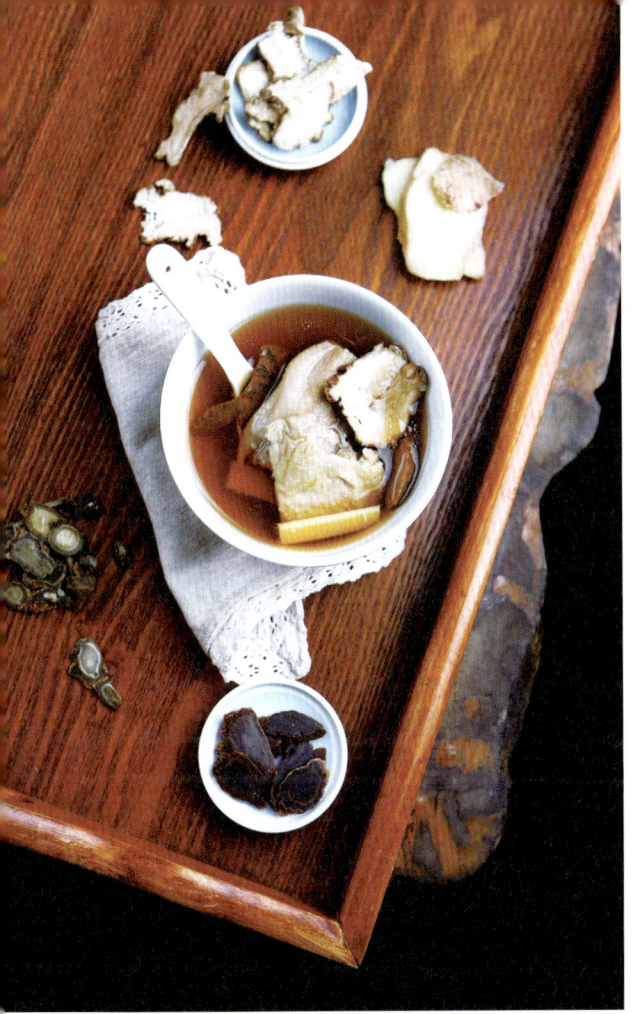

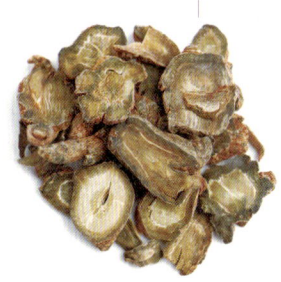

阳虚夹瘀

三七红参鸡汤

厨具	厨艺	分量	口味
炖盅	炖	2~3人量	浓郁

三七

材料

鸡半只（约750克），三七9克，红参15克，当归10克，生姜3片，食盐适量。

做法

* 鸡斩块，洗净焯水备用；三七打碎；红参切片。
* 将所有食材放入炖盅内，加入适量温开水，隔水清炖2小时，调味即可。

点评专家

红参为人参的炮制品，有补气、益血、强心的功效；三七能活血化瘀、消肿止痛；当归补血活血。三药同用，搭配滋补佳品——鸡肉，成就了一道有益气补血、活血化瘀、安神益智功效的调理靓汤。尤其适合罹患心脑血管慢性疾病以瘀血体质见症者，大众亦可在冬日做保健食用。

杜仲
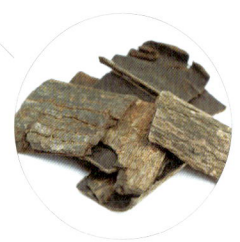

当归杜仲牛大力煲牛膝骨

寒凝

厨具	厨艺	分量	口味
汤煲	煲	3人量	浓郁

当归
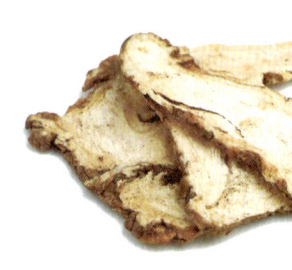

材料

牛膝骨1个，当归15克，杜仲15克，牛大力15克，牛膝15克，陈皮1瓣，食盐适量。

做法

* 牛膝骨洗净斩块，焯水后备用。
* 汤煲内加适量清水煮沸，放入所有材料，改小火煲1.5小时，调味即可。

专家点评

当归味甘、辛，性温，具有补血、活血、止痛的功效。杜仲、牛膝、牛大力均具有祛风湿、强壮筋骨的作用。陈皮运脾胃，化湿浊，和百药，年份越久者越良。牛膝骨能健骨强骨，"以形补形"。故此汤品尤其适合寒气凝聚较重，出现手足冰冷、关节冷痛、腰酸沉重等以关节不适为主要症状的人士食用。

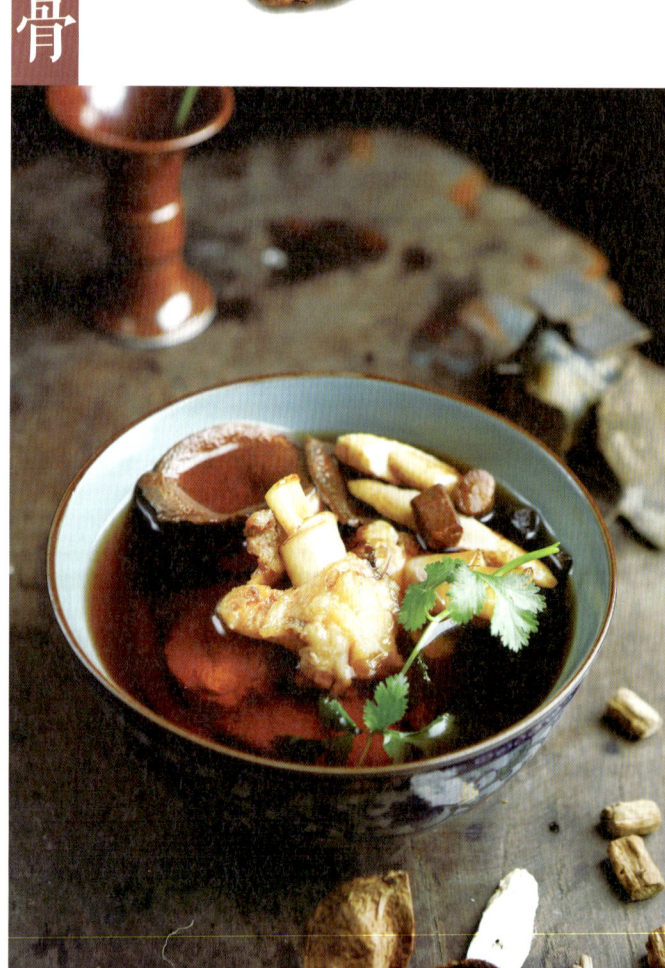

羊骨浓汤

寒夹湿

口味	分量	厨艺	厨具
香浓	3人量	煲	汤煲

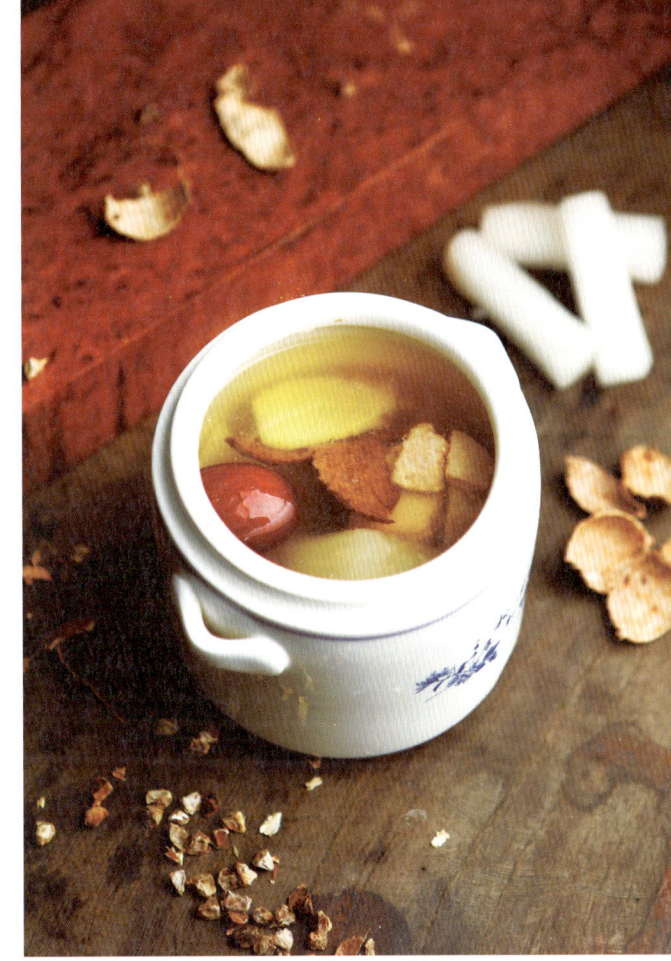

草果

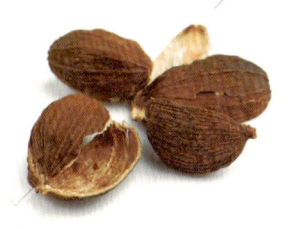

材料

羊骨500克，白萝卜1个，草果2粒，陈皮1瓣，生姜3片，胡椒粒、食盐适量。

做法

 羊骨斩块，清洗后焯水；白萝卜切块；草果与胡椒适度捣碎备用。

 煲内加适量清水煮沸，放入所有材料，小火煲1.5小时，调味即可。

专家点评

羊骨味甘，性温，归脾经、肾经，具有补肾壮骨、温中祛寒的功效。加以白萝卜行气消食，草果温中除寒，陈皮行气理气，生姜、胡椒温中和胃。整个汤品新鲜味香，特别适合因寒夹湿出现畏寒、肢体冷痛困重、腹冷、腹痛、腹泻等症状的人士食用。

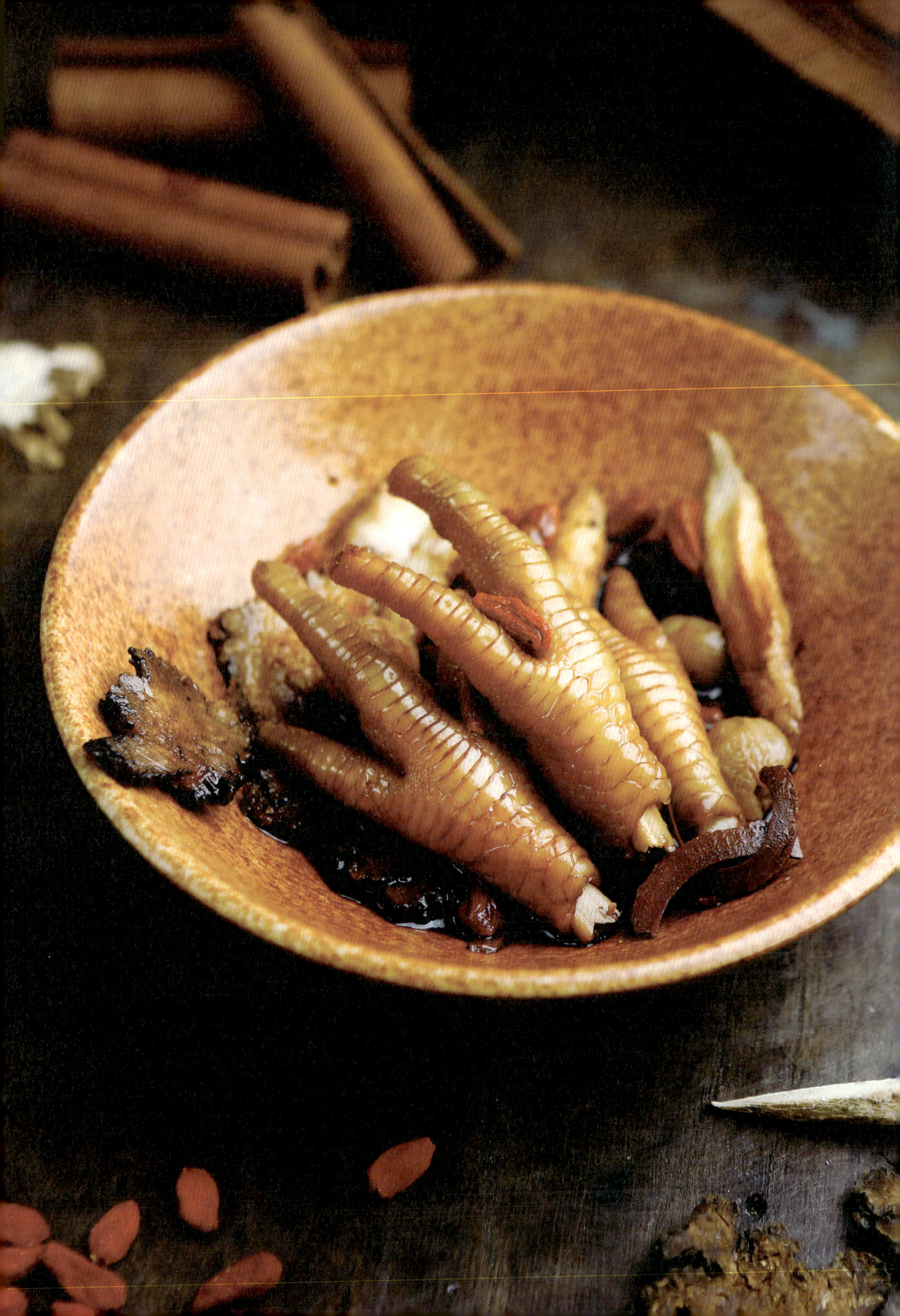

药膳凤爪

寒夹瘀

厨具	厨艺	分量	口味
砂锅	煲、焖	3人量	浓郁

材料

鸡脚15只，川芎、当归、龙眼肉、黄芪、枸杞子各15克，桂皮3克，生姜5片，食盐、生抽、冰糖适量。

做法

- 鸡脚洗净，放沸水中煮2~3分钟，捞起过冷水备用。
- 将上述药材放入锅内，加入800毫升开水，煮30分钟至剩下500毫升汤液，去渣备用。
- 将鸡脚放入汤液里小火熬煮，待鸡脚煮熟后，汤液快干时，加入食盐、生抽、冰糖，直至汤液快煮干即可。

专家点评

当归养阴血，润肌肤；川芎行气、开郁、活血；龙眼肉养血安神；黄芪、枸杞子补气滋阴；桂皮暖脾胃，除积寒，同时可用于肉类菜肴祛腥解腻。以上食材合用，温补养血而散寒，益气活血而祛瘀，适合寒凝重且夹瘀血而出现胸闷痛、唇色紫暗、头痛怕冷等症状的人群调理食用。

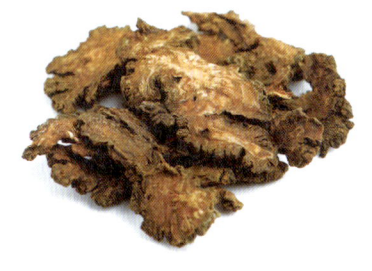

川芎

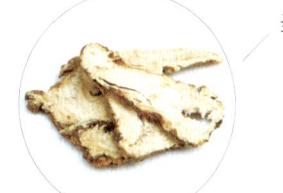

当归

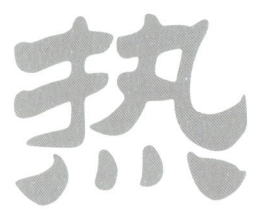

芹菜

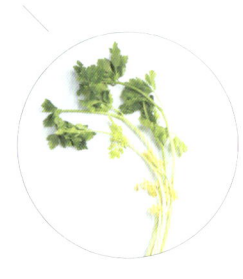

❧ 火 热 ❧

表现为容易上火（痤疮、口腔溃疡、咽喉痛）、小便偏黄、大便偏干。（荐：绿豆芽、彩丝凉拌捞起）

❧ 湿 热 ❧

表现为身热不扬（自觉发热，按其肌肤却不甚热）、口臭、大便黏。（荐：绿豆、祛湿冬瓜盅）

绿豆

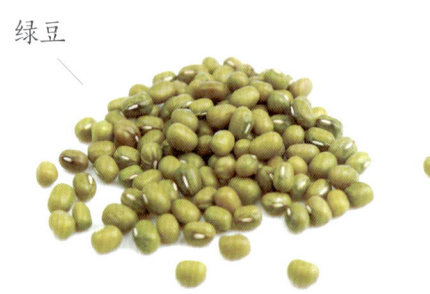

燥 寒

表现为口干、鼻干、唇干、皮肤干。

（荐：玉竹、香菇豆芽玉竹素高汤）

黄豆芽

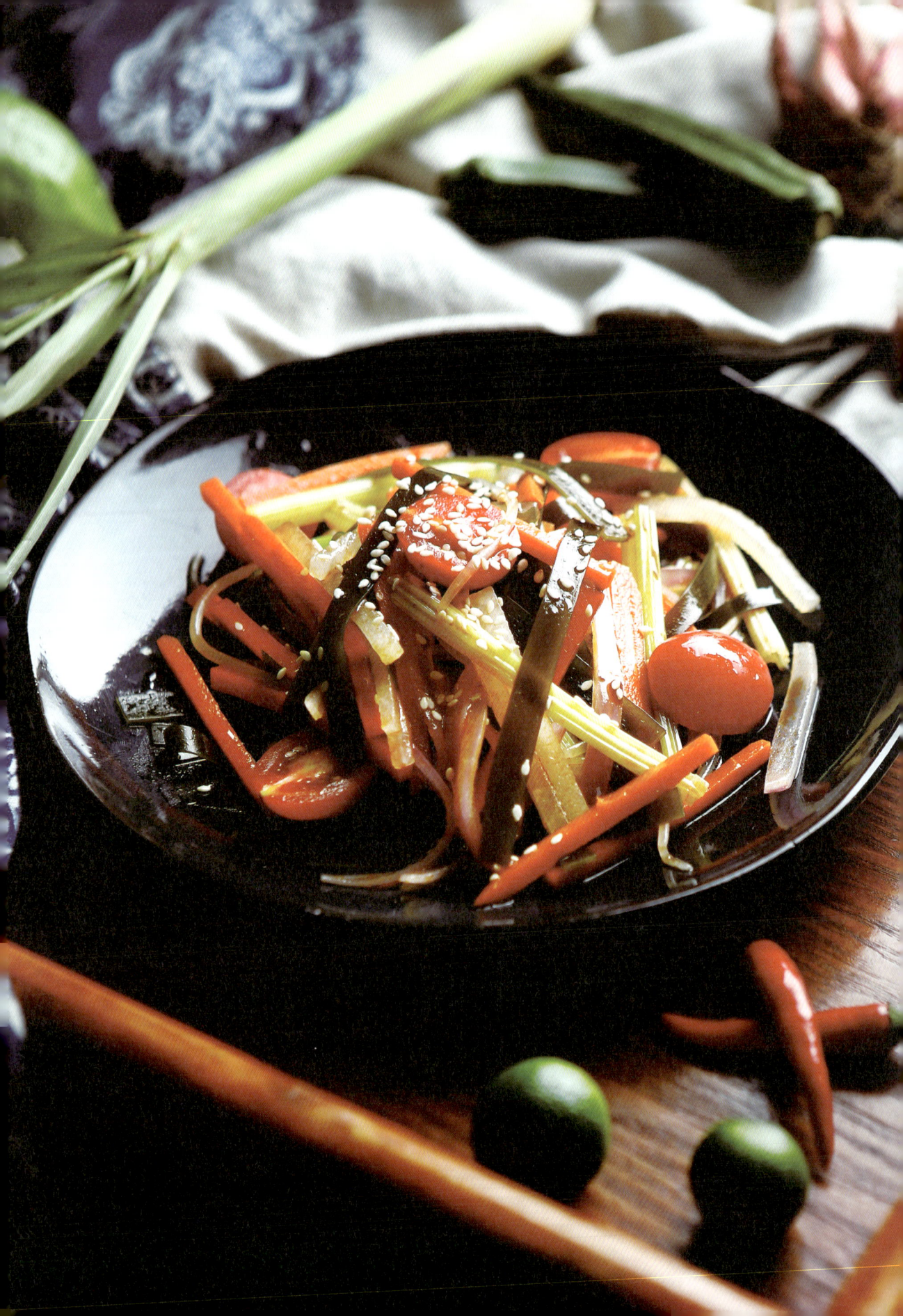

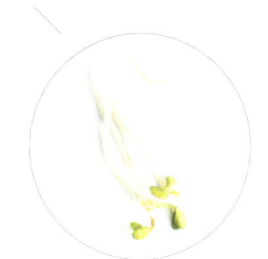
绿豆芽

彩丝凉拌捞起

厨具	厨艺	分量	口味
锅	凉拌	3人量	清爽

材料

绿豆芽、白萝卜、胡萝卜各150克，鲜海带、芹菜各100克，圣女果10个，洋葱1个，芝麻少许，橄榄油、芝麻油、陈醋、食盐、白砂糖、冰冻矿泉水适量。

做法

⊛ 绿豆芽去头与尾洗净；白萝卜、芹菜、鲜海带切丝，连同绿豆芽焯水1~2分钟捞起，放入盛有冰冻矿泉水的宽口碗中"过冷河"*。

⊛ 将洋葱、胡萝卜切丝，用温开水冲一遍；圣女果切半。

⊛ 把全部食材放在碟子里，加入芝麻油、橄榄油、陈醋、食盐、白砂糖搅拌均匀即可。

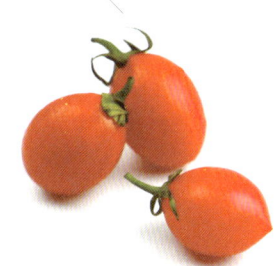
圣女果

专家点评

本品既色彩丰富又味道鲜美。绿豆芽清热解毒；萝卜消食下气、解渴利尿；芹菜清热平肝、祛风利水；洋葱与番茄健胃理气、降血脂；海带清热利水。各物相配，共同起到清火热的功效。

*过冷河是将食材烫至七八成熟，然后把食材泡在冷水里面，通过热胀冷缩的作用，将食材的营养和水分瞬间锁住。它是粤菜的一种烹调方法，是广东民间流行的一种说法。

祛湿冬瓜盅

厨具 汤锅
厨艺 炖
分量 2~3人量
口味 清香

材料

迷你冬瓜1个（约1000克），白扁豆、绿豆、小米、薏米、赤小豆、燕麦各20克，生姜3片，食盐适量。

做法

❀ 白扁豆、绿豆、小米、薏米、赤小豆、燕麦洗净，用清水浸泡30分钟。

❀ 迷你冬瓜横切开盖，去籽、瓤，挖出瓜肉切成小块备用；瓜底稍切平，方便平放。

❀ 把浸泡好的白扁豆、绿豆、小米、薏米、赤小豆、燕麦，同冬瓜肉、生姜片一起放入迷你冬瓜内，再加入适量清水。

❀ 把迷你冬瓜放在碟上，再放入锅中，锅里加入清水至没过半只冬瓜，盖好锅盖，大火烧开后，改中小火炖1.5小时，调味即可。

白扁豆

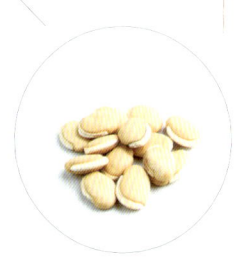

 专家点评

冬瓜味甘、淡，性凉，具有清热化痰、除烦止渴的功效，搭配清热解毒的绿豆，可加强清热的力度。再配以具有祛湿作用的白扁豆、薏米和赤小豆，湿气能除，则热无所依，从而能达到较好清热化湿的效果。部分人群食用后短期内大便会偏烂或排便次数增多，这属于药膳排湿的正常反应。

冬瓜

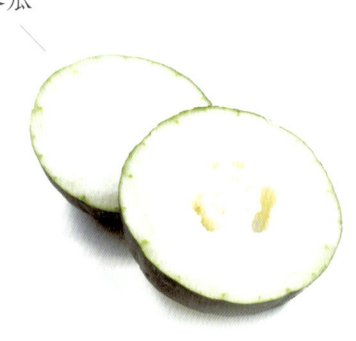

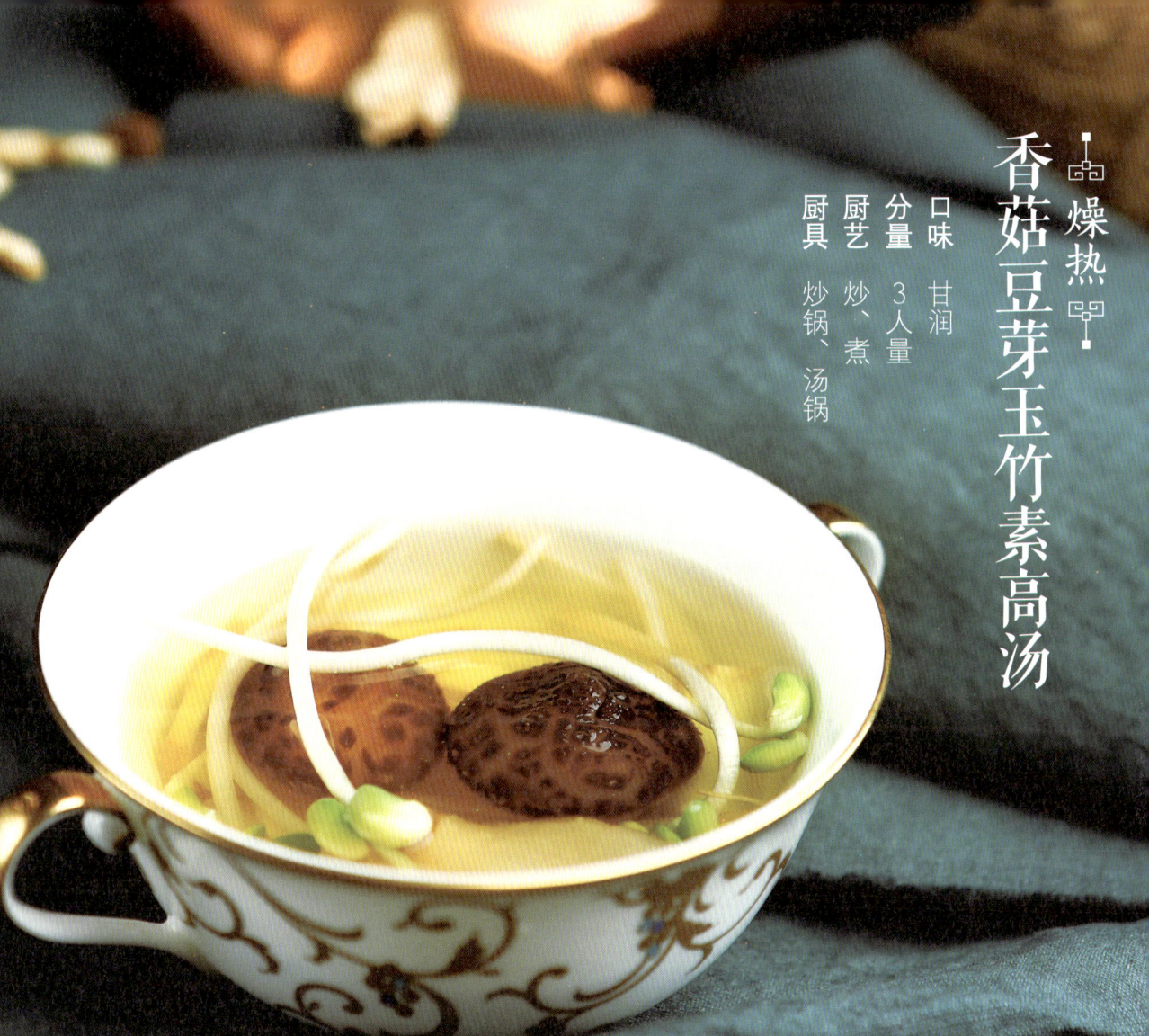

香菇豆芽玉竹素高汤

口味　甘润
分量　3人量
厨艺　炒、煮
厨具　炒锅、汤锅

材料

　　黄豆芽1000克，干香菇15~20个，玉竹30克，花生油、白酒、食盐适量。

做法

◎ 干香菇泡发，把菌伞和根蒂部分离备用。

◎ 热油起锅，放入黄豆芽爆炒，将黄豆芽换到汤锅内，加少量白酒，再放入香菇根蒂部和玉竹，加开水熬汤。

◎ 煮45分钟后，放入香菇菌伞煮10分钟，调味即可。

专家点评

　　玉竹味甘，性平，具有清热润燥、养阴生津的功效。黄豆芽及香菇含有蛋白质与多种维生素，营养极其丰富，而且能促进机体新陈代谢，增强机体抵抗力，防癌抗衰老。中医认为，黄豆芽味甘，性凉，能清热利湿、补气润肤。香菇味甘，性凉，具有健脾胃、益气血、美容颜等功效。整个高汤鲜美可口，又能润燥美容。

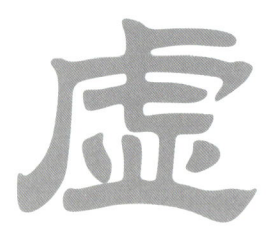

虚

　　虚，指人体阴阳、气血、津液、精髓等正气亏虚，
此状态的形成，虽然可由先天禀赋不足所致，但主要是由
后天失于调养和疾病耗损所产生。例如饮食失调、情绪波
动、房事不节，以及久病失治、误治等，均可使阴液、气
血耗损。

❀ 气　虚 ❀

　　常以神疲乏力、少气懒言、气短、自汗为主要症状，
劳累时诱发加重。（荐：山药、山药红枣蒸排骨）

❀ 血　虚 ❀

　　常以面色淡白或萎黄、头晕眼花、心悸、失眠多梦为
主要症状，妇女可见经血量少色淡。（荐：龙眼肉、红枣
枸杞龙眼肉乌鸡汤）

枸杞子　　　　　　　　　　　红枣

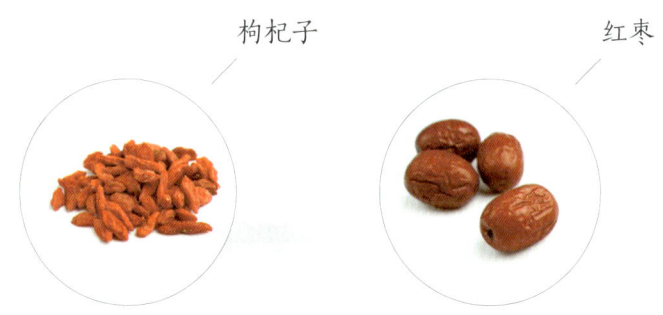

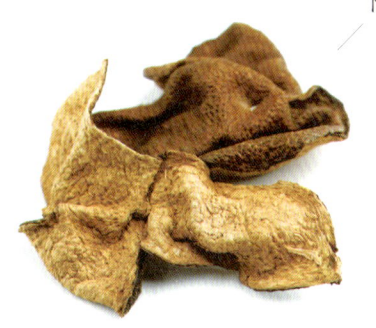

陈皮

❧ 气血两虚 ❧

　　常见症状有神疲乏力、少气懒言、自汗、面色淡白或萎黄、头晕目眩、心悸失眠、形体消瘦、肢体麻木，以及月经量少色淡、愆期甚或闭经。（荐：党参、党参石斛炖海参）

❧ 阴　虚 ❧

　　常以形体消瘦、口燥咽干、两颧潮红、五心烦热、潮热盗汗、小便短黄、大便干结为主要症状。（荐：石斛、石斛陈皮炖乳鸽）

气虚
山药红枣蒸排骨

鲜山药

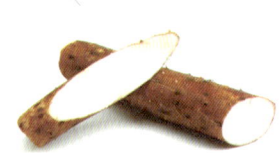

厨具	厨艺	分量	口味
蒸锅	蒸	2~3人量	甘香

材料

猪排骨250克，鲜山药（淮山）200克，生姜10克，红枣3颗，食盐、XO酱*、生抽、花生油、生粉适量。

做法

❀ 将生姜捣成姜蓉；红枣去核切丝；猪排骨洗净砍块；鲜山药洗净去皮切片。

❀ 用XO酱、姜蓉、生抽、花生油、生粉腌制猪排骨备用。

❀ 将山药片放于碟子最下层，上面再放猪排骨，最后放红枣丝，隔水蒸10~15分钟即可。

专家点评

山药中含有山药多糖，具有抗氧化、延缓衰老、调节免疫、控制血糖和血脂等作用。中医认为，山药归肺经、脾经、肾经，有补虚祛湿的功效。红枣补气养血，生姜温中和胃。整个药膳合用，补而不腻，香而不燥，特别适合于糖尿病患者、病后虚弱者及长期腹泻腹胀者，气虚人群可用作保健食用，大众亦可。

*XO酱是精选品牌火腿肉、优选大粒瑶柱及正宗海虾米等优质原料，经过数道工序熬制而成。

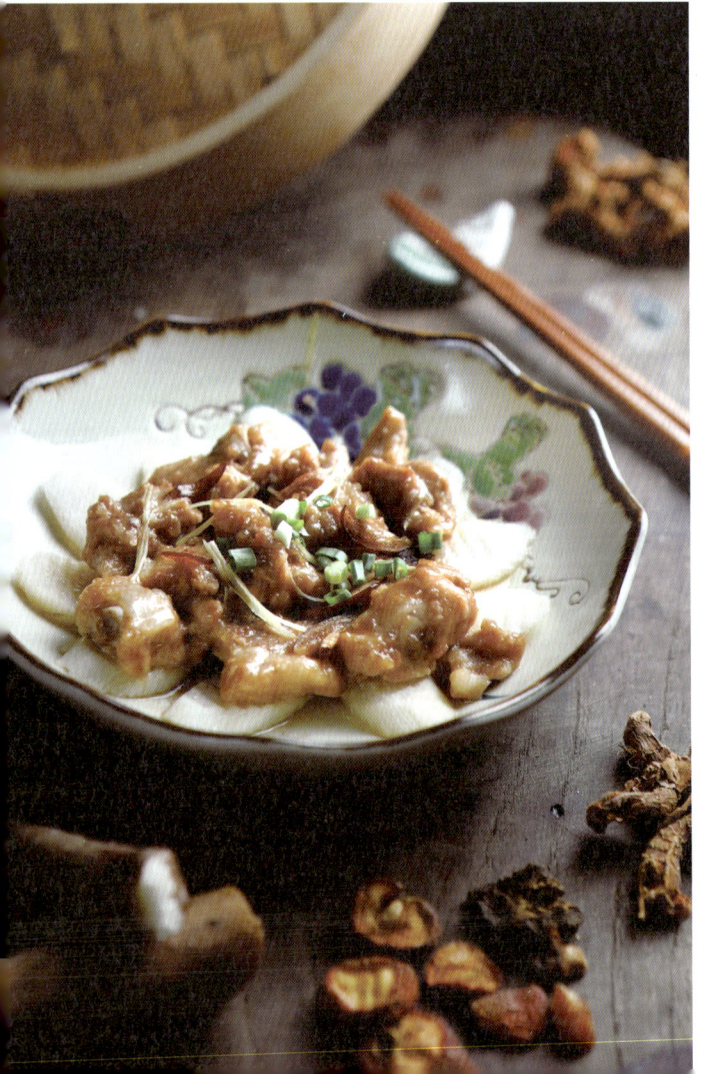

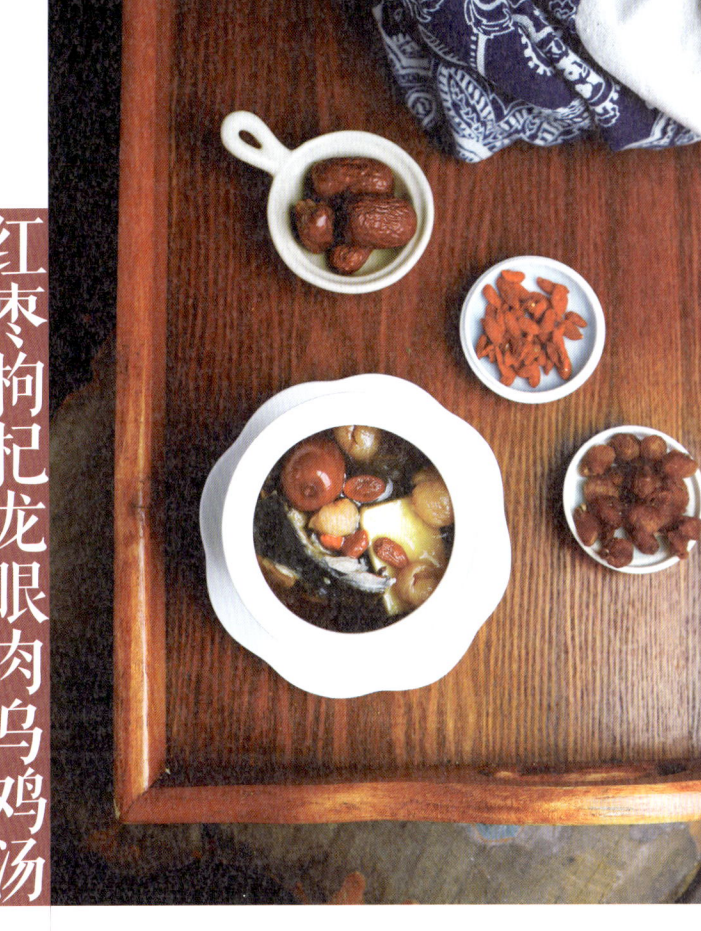

红枣枸杞龙眼肉乌鸡汤

厨具	厨艺	分量	口味
瓦煲	煲	2~3人量	甘甜

龙眼肉

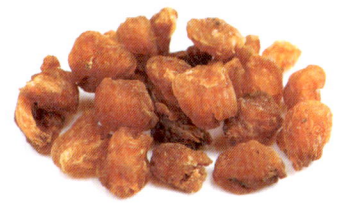

材料

乌鸡半只，红枣6颗，枸杞子15克，龙眼肉20克，生姜几片，食盐适量。

做法

✦ 乌鸡洗净斩块，焯水；红枣洗净去核备用。

✦ 煲内加入清水，先用猛火煮开，放入乌鸡、红枣和龙眼肉，待再次煮沸后改小火煲2小时，再下枸杞子煮5分钟，调味即可。

专家点评

乌鸡营养丰富，含有大量蛋白质、多种维生素及氨基酸，还有较多的铁元素，具有补虚劳羸弱、养血益精的功效。搭配补中益气、养血安神的红枣，养肝滋肾的枸杞子，益气补血、安神定志的龙眼肉，整个汤品有养血安神的作用。特别适用于长期伏案、精神压力过大、白天疲倦乏力、晚上失眠多梦的人士，也适合平素血虚之人群食用。

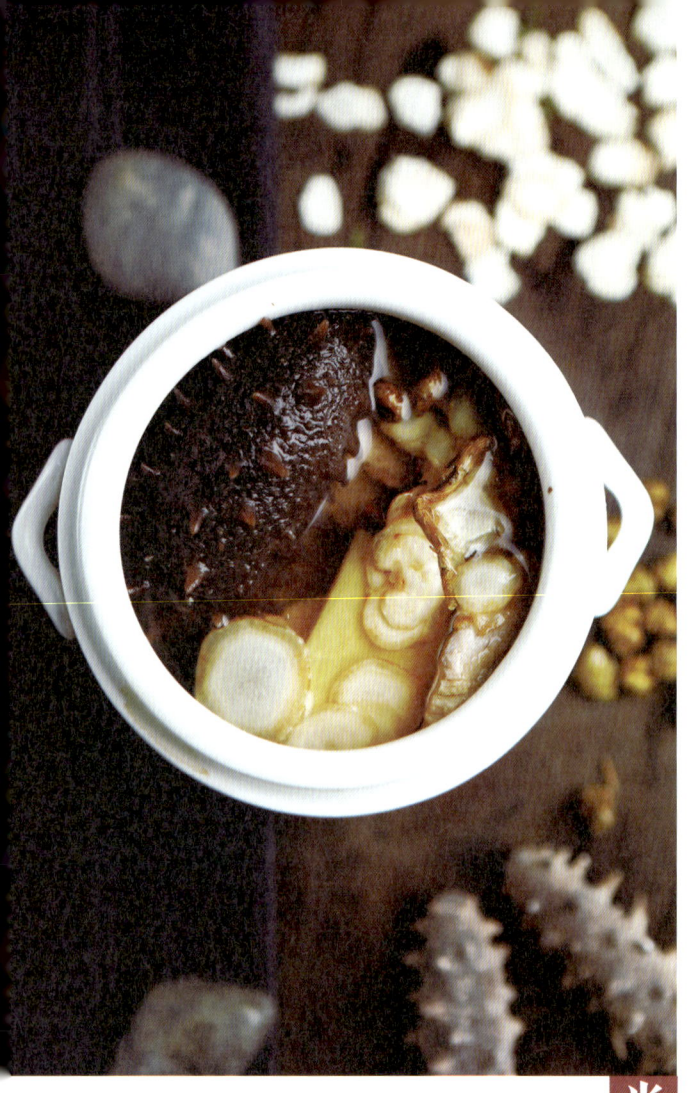

材料

　　猪瘦肉150克，党参30克，石斛10克，生姜3~5片，干海参2~3条，食盐适量。

做法

🪷 泡发海参：干海参用温水泡软，再放入凉水锅内慢火煮约20分钟（保持水不能沸腾），捞出冷却，顺切口剪开，除去沙嘴，剪断筋，洗净。最后加凉水和冰块，放入冰箱冷藏，每24小时换一次水，发泡2~3天后即可使用。

🪷 把所有食材放入炖盅内，加水炖2小时即可。

专家点评

　　海参为滋补珍品，其味甘、咸，性温，具有补肾益精、壮阳补血、滋阴润燥的功效，且其嘌呤、胆固醇含量低，对于"三高"的男士特别适合。石斛味甘，性微寒，具有益胃生津、滋阴清热的功效。党参味甘性平，补中益气，生津养血。生姜温中和胃，并能去海参腥味。本品气血双补，补而不燥，滋而不腻，尤其适合气血不足、亏虚者保健食用。

党参石斛炖海参

气血两虚

口味	清香
分量	2~3人量
厨艺	炖
厨具	汤锅、炖盅

党参

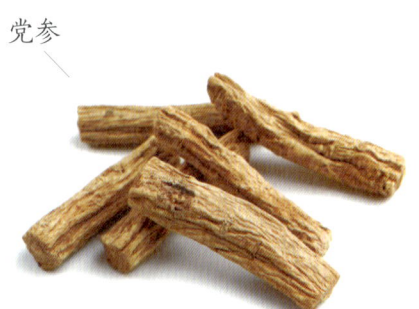

石斛陈皮炖乳鸽

阴虚

口味	分量	厨艺	厨具
清香	2~3人量	炖	炖盅

做法

- 陈皮用温开水泡5分钟备用；乳鸽斩块焯水备用。
- 把所有材料放入炖盅内，倒入温开水，隔水清炖1.5小时，调味即可。

材料

乳鸽1只，石斛15~20克，生姜5片，陈皮1瓣，食盐适量。

专家点评

乳鸽肉味咸，性平，具有滋肾益气、调经止痛的作用，对久病虚羸的人群很是合适。石斛味甘，性微寒，具有滋阴清热、养胃生津等功效。《神农本草经》有记载，石斛："主伤中，除痹，下气，补五脏虚劳羸瘦，强阴，久服厚肠胃。"所以对于热病过后，出现口干、觉得身有虚热、胃中隐隐作痛、觉胃中嘈杂等不适有很好的作用。搭配生姜温中和胃，陈皮行气健脾，此汤品特别适合体虚病弱而以阴虚为主之人食用。

生姜

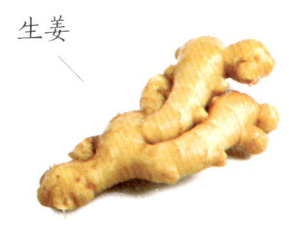

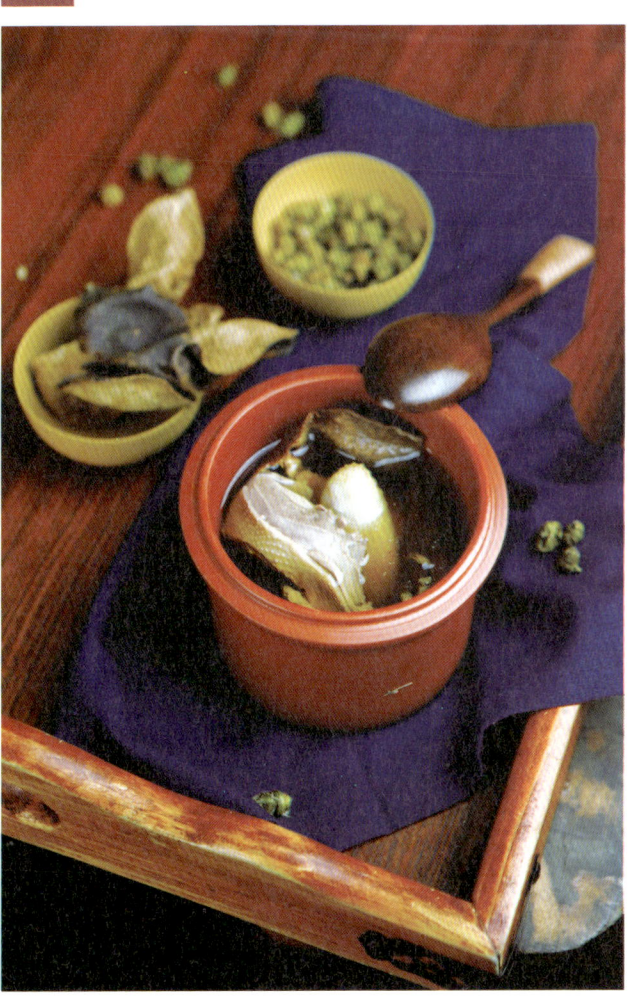

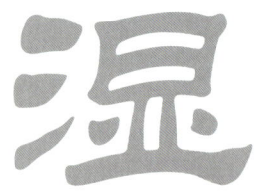

湿

　　湿气往往不是单一存在，根据其结合其他邪气的特点，常见有寒湿、湿热、痰湿三种状态。

寒　湿

　　面色往往发青发暗，四肢和腹部冰凉怕冷，常有胃寒、食欲差、消化不良的症状，大便常不成形、稀烂，常腹泻腹痛，小便清长，女性更常见痛经、经量少颜色深。（荐：花椒、豆腐辣子鱼）

湿　热

　　面红，油脂分泌旺盛，午后常有潮热感，汗味、体味较重，厌食油腻，常有口干口苦的症状，大便黏腻、粘马桶，常自感排便不净，小便短赤，私处时有潮湿瘙痒。（荐：苋菜、金银蛋上汤苋菜）

痰 湿

　　常见面色暗黄，面部和眼泡浮肿，头重，身困如裹，体形肥胖，腹部肥满，痰多，口有黏腻感，喜食油腻甘甜，大便次数多、不成形，常早晨大便急，一泻为快。（荐：白扁豆、鱼尾祛湿汤）

白扁豆

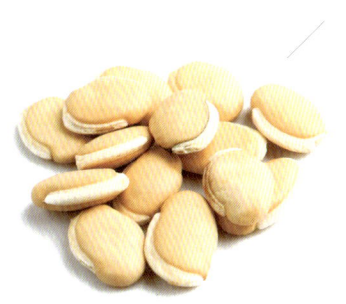

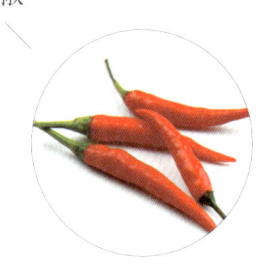

指天椒

豆腐辣子鱼

寒湿

厨具	厨艺	分量	口味
蒸锅、炒锅	蒸、炒	2～3人量	辛辣

材料

鱼腩500克，豆腐2块，指天椒3～5个，青辣椒5个，新鲜花椒3～5克，生姜蓉20克，葱花适量，花生油、蒸鱼豉油少许。

做法

- 将两块豆腐切成小块铺在碟子上，再把鱼腩铺于豆腐上，隔水清蒸8～10分钟，待鱼肉蒸熟后取出，倒掉碟中水分。
- 热油起锅，把切成圈的指天椒、青辣椒，花椒，生姜蓉一并爆香，趁热浇在鱼腩及豆腐上，再加适量蒸鱼豉油，撒上葱花即可。

专家点评

花椒能上入于肺发汗散寒，中入于脾暖胃燥湿消食，下入命门补火治气上逆。搭配温中散寒的辣椒和指天椒，辛辣味道十足。而辛能发散，故本品能通利肺气、发汗解表、祛寒除湿，用来煮鱼还能去其腥、存其鲜，可谓物尽其用。对于虚寒体质或者在春天经常犯困的人士，食用该菜品后，能帮助除寒湿而自觉清爽舒适。

花椒

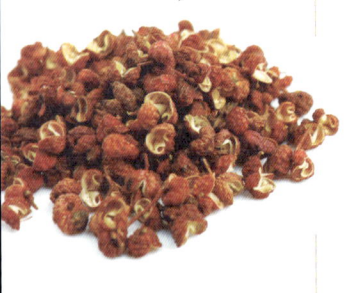

小贴士：

阴虚体质、易上火的人群请勿过量食用。

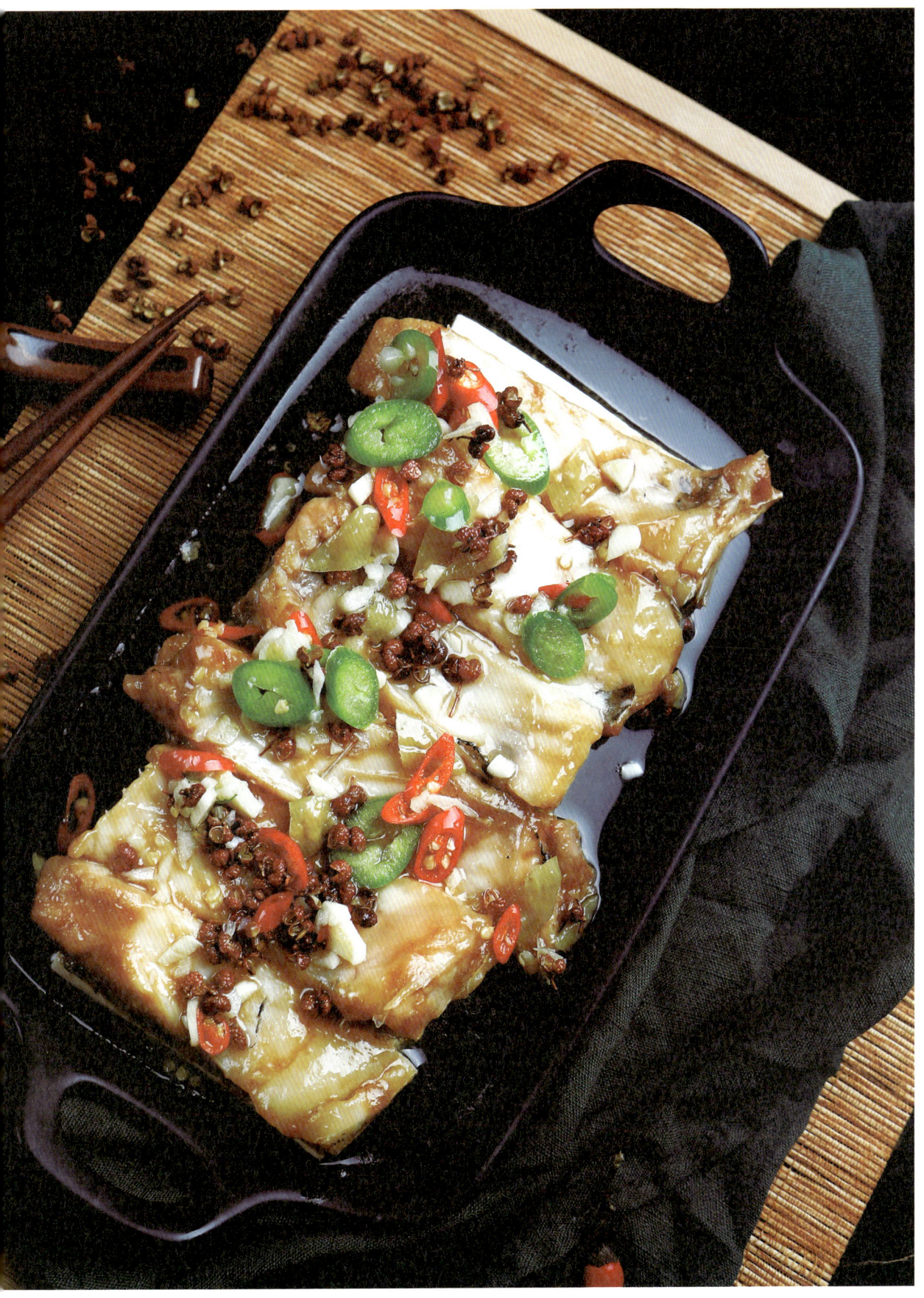

口味	咸、鲜
分量	3人量
厨艺	煮
厨具	汤锅

金银蛋上汤苋菜

湿热

材料

咸蛋1个，皮蛋1个，苋菜500克，生姜、食盐、花生油适量。

做法

- 苋菜洗净；生姜切丝；咸蛋、皮蛋煮熟，剥壳切粒备用。
- 锅内加水煮沸，加入适量花生油、生姜，入苋菜焯熟，再放入咸蛋粒、皮蛋粒煮1~2分钟，调味即可。

专家点评

苋菜能清利湿热、清肝解毒。搭配降火的咸蛋和清润的皮蛋制成汤膳，其能缓解湿热引起的心烦失眠、目赤目痛、咽喉红肿、小便涩痛短赤等症状，也适合大众保健食用。

小贴士

孕妇不宜；阳虚体质、脾虚便溏、慢性腹泻者少食。

鱼尾祛湿汤

厨具 汤锅

厨艺 煲

分量 3人量

口味 甘、淡

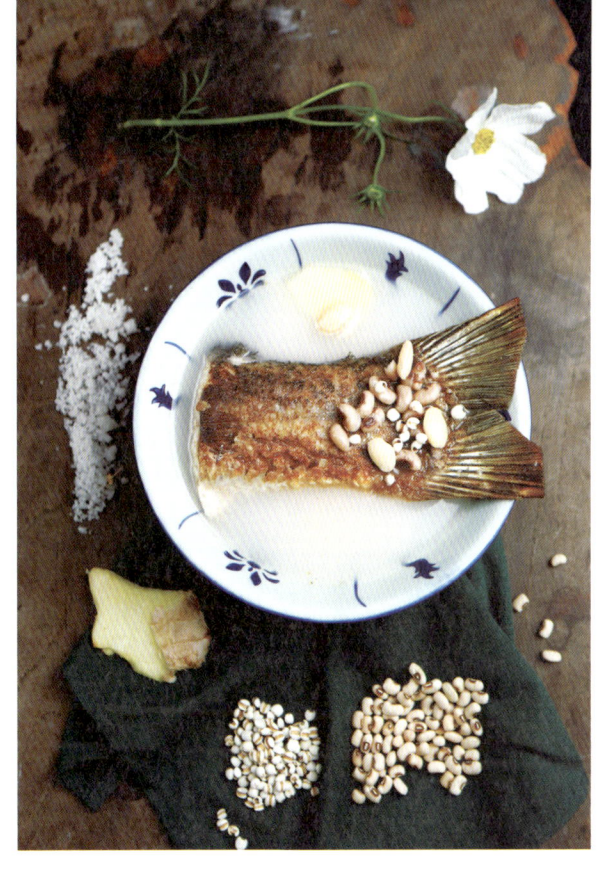

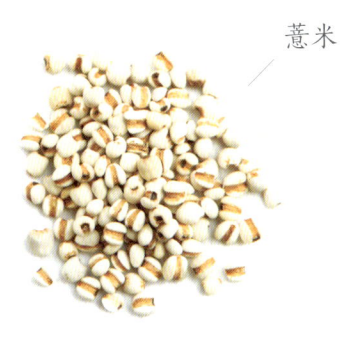

薏米

材料

草鱼尾1条（约300克），白扁豆、眉豆、薏米各30克，陈皮1瓣，生姜3片，花生油、食盐适量。

做法

❋ 热油起锅，入生姜、草鱼尾，煎至鱼尾表面金黄后，加入适量清水，大火烧开转小火煮至汤变乳白色。

❋ 连鱼尾带汤一起倒进汤锅，放入剩余食材，大火烧开转小火煲50分钟，调味即可。

专家点评

草鱼（鲩鱼）味甘，性温，无毒，且肉嫩而不腻，营养丰富，具有暖胃和中、开胃滋补的功效。搭配陈皮芳香燥湿，薏米淡渗利湿，白扁豆健脾化湿，眉豆益气健脾，生姜温中散寒且可去鱼腥。六物合用，可以健脾补中、化痰祛湿。本膳食尤其适合湿气重而身困疲倦、舌苔厚腻的人士食用。

小贴士

本品祛湿之力较强，有身体消瘦、大便干结、五心烦热、夜睡盗汗等阴虚症状的人士慎食。

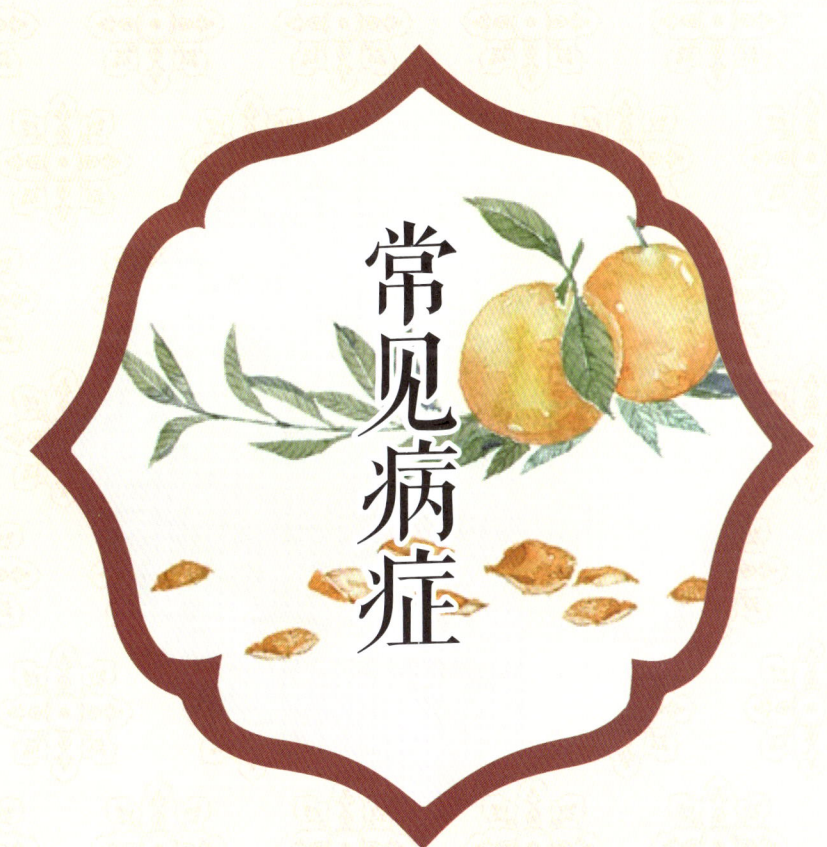

常见病症

咳嗽

咳嗽首先要区分新感咳嗽或久咳，这个一般通过咳嗽的时长可以区分。新感咳嗽通常起病3个月内，反之则是久咳。

新感咳嗽

寒咳

痰色白、质地稀薄，通常有咽喉痒。（荐：生姜、蒸橙）

热咳

痰色黄、质地黏稠，通常痰出咳止。（荐：罗汉果、罗汉果枇杷叶煲猪脹）

干咳

痰中带血丝，痰量少，通常会有咽干鼻干。（荐：川贝母、鲜石斛川贝母煲鹧鸪）

枇杷叶

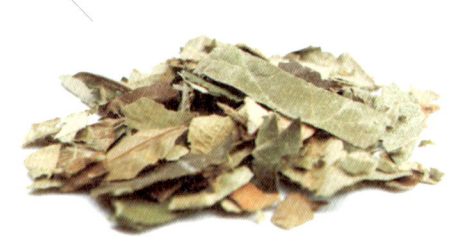

久 咳

气虚久咳

咳嗽声低弱，咳嗽遇风加重，通常伴随容易疲倦乏力的症状。（荐：五指毛桃、五指毛桃茯苓陈皮煲排骨）

阴虚久咳

干咳痰少而黏或痰中带血丝，通常讲话较多容易诱发，饮水后可以缓解。（荐：西洋参、健脾固肺汤）

石斛

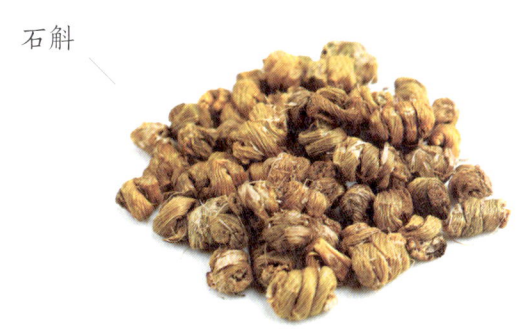

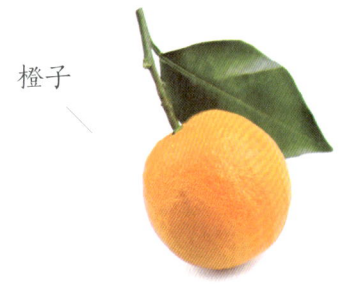

橙子

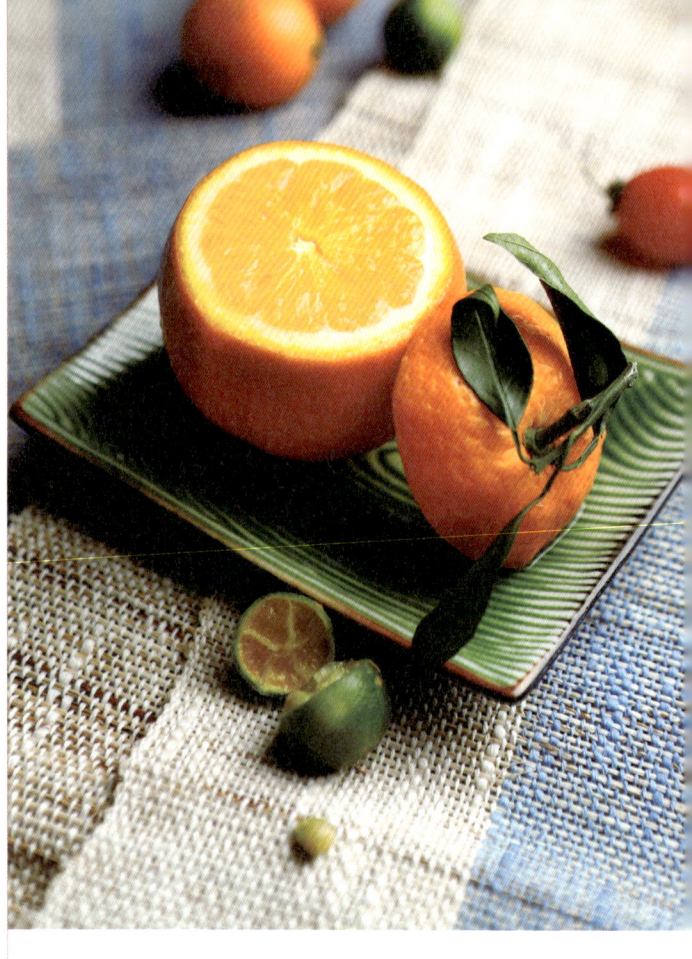

蒸橙

寒咳

厨具	厨艺	分量	口味
炖盅	隔水清蒸	2~3人量	甘

材料

橙子2个，生姜6片，食盐适量。

做法

* 把橙子洗净，顶部切一小盖，用筷子在橙子肉中戳出几个洞，放入适量食盐和生姜片。
* 把橙子盖好放入炖盅中，隔水清蒸30分钟，食用时去皮留肉，连同蒸出来的水一并食用。

专家点评

蒸橙是咳嗽时一个颇为有效的食疗方。橙子连皮蒸煮方才有效，因为止咳的成分就在橙子皮中，在蒸的过程中有效成分会渗入果肉或留在水里，所以要连肉带水吃。整个食疗方子，生姜祛风散寒止痒，橙子有止咳化痰、生津止渴、开胃下气的功效，对于咽痒咳嗽人群尤为适宜。

罗汉果枇杷叶煲猪脹

厨具	厨艺	分量	口味
瓦煲	煲	2～3人量	甘

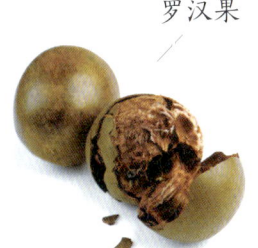

罗汉果

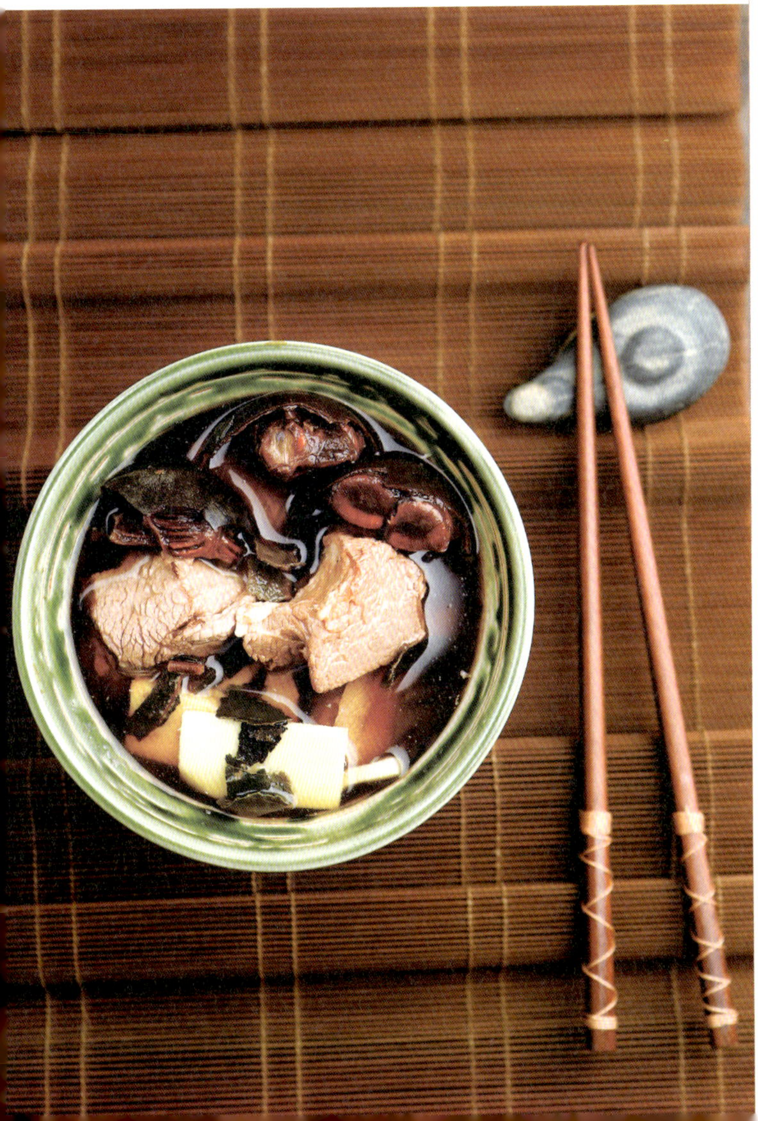

材料

罗汉果1/4个，炙枇杷叶20克，猪脹250克，生姜3片，食盐适量。

做法

✿ 将材料洗净，放入煲内加适量清水，大火烧开转小火煲1小时，调味即可。

专家点评

罗汉果素有"良药佳果"之称，其味甘，性凉，具有清肺利咽、化痰止咳、润肠通便的功效。其用量少就可以带来丝丝甜味，而且不会升高血糖。枇杷叶味苦，性凉，具有降气清肺止咳、清胃热、止呕逆的功效。汤品中用的枇杷叶炙过，其苦味已去，能使汤品更加甘甜可口。两者相配，清肺热、顺肺气，起到止咳的功效。

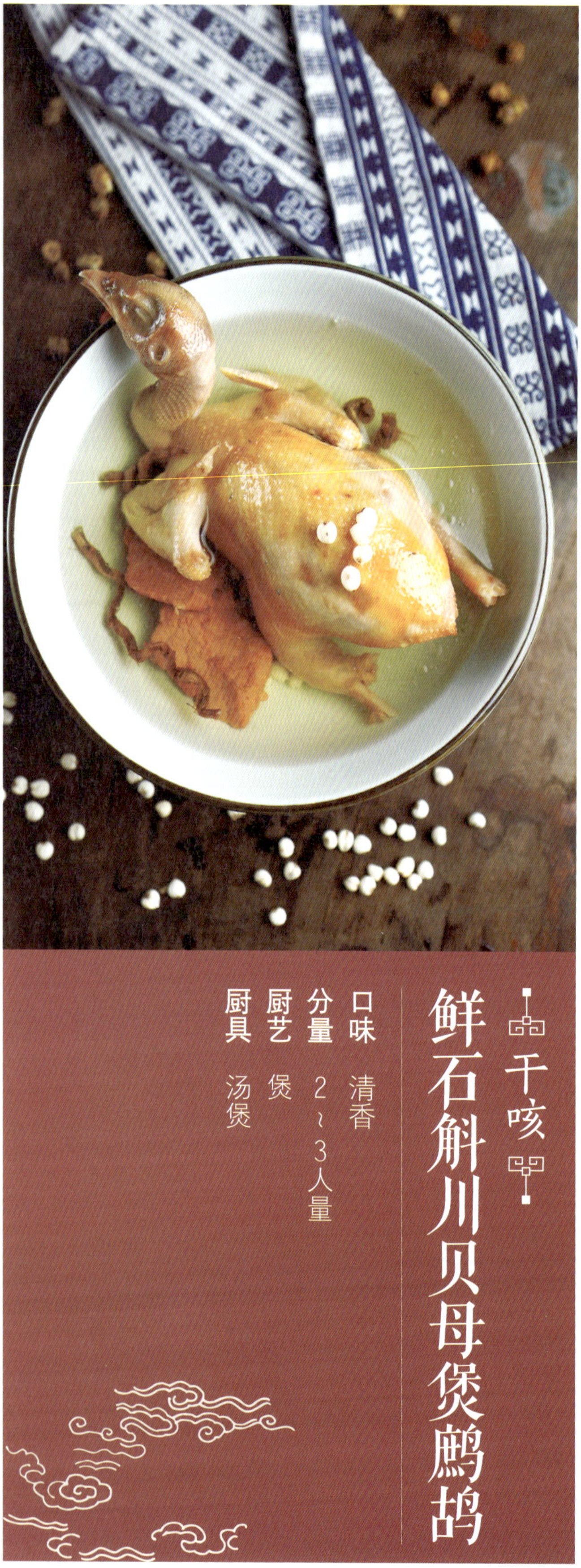

川贝母

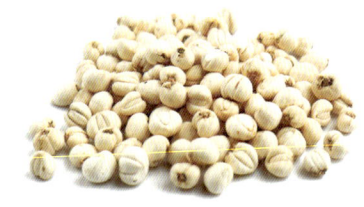

材料

鹧鸪1只，猪瘦肉100克，鲜石斛20克，川贝母10克，食盐适量。

做法

❀ 鹧鸪、猪瘦肉焯水。

❀ 汤煲内加适量清水煮沸，再将所有材料放入汤煲内，慢火煲1.5小时，调味即可。

专家点评

石斛味甘，性微寒，益胃生津、滋阴清热。川贝母味甘、苦，性微寒，有润肺止咳、化痰平喘的功效。鹧鸪味甘，性温，能补中消痰、健脾消积。石斛、川贝母与鹧鸪搭配，滋阴润燥，相得益彰。

干咳

鲜石斛川贝母煲鹧鸪

口味	清香
分量	2～3人量
厨艺	煲
厨具	汤煲

五指毛桃茯苓陈皮煲排骨

口味　清香

分量　2~3人量

厨艺　煲

厨具　汤煲

五指毛桃

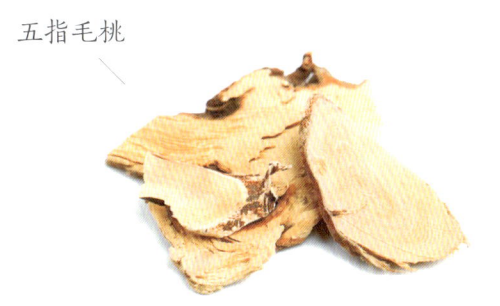

材料

猪排骨300克，五指毛桃100克，茯苓30克，陈皮1瓣，生姜3片，食盐适量。

做法

将猪排骨斩块，洗净后焯水，然后与其他材料一起放入汤煲内，倒入温开水大火烧开，改小火煲1小时，调味即可。

专家点评

国医大师邓铁涛教授认为五指毛桃益气补虚功同黄芪，却不温不燥、药性温和、补而不峻。其性缓，益气而不作火，补气而不提气，扶正而不碍邪，而且具有化湿行气、舒筋活络、祛痰平喘的功效。搭配茯苓淡渗利湿，陈皮行气化湿，生姜温中和胃。整个药膳补肺气为主，兼健脾胃，对于气虚久咳有较好的辅助治疗作用。

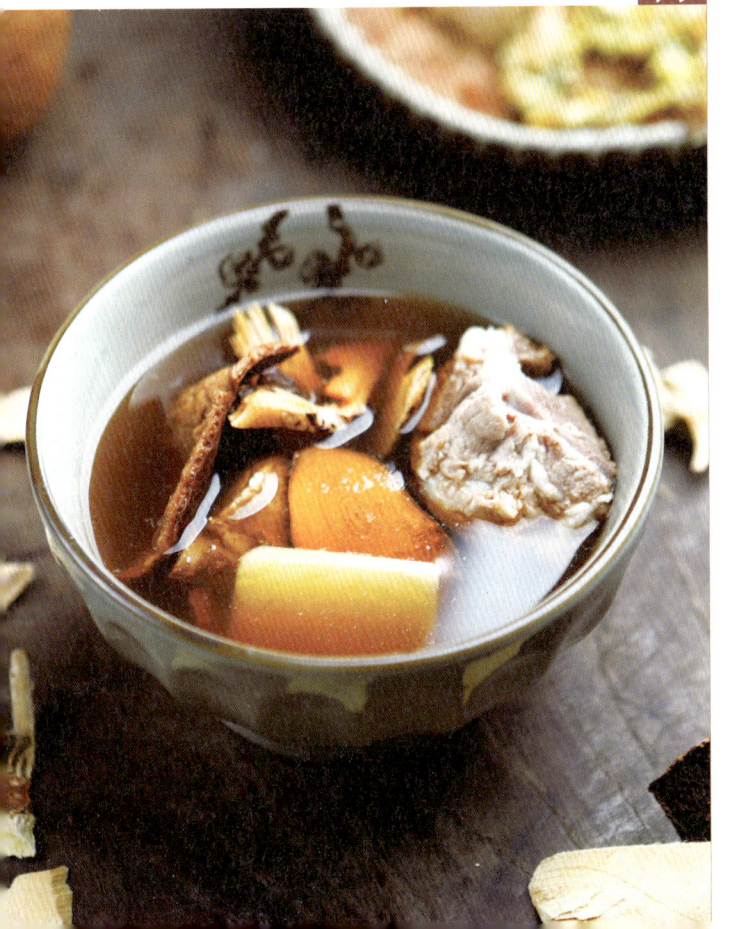

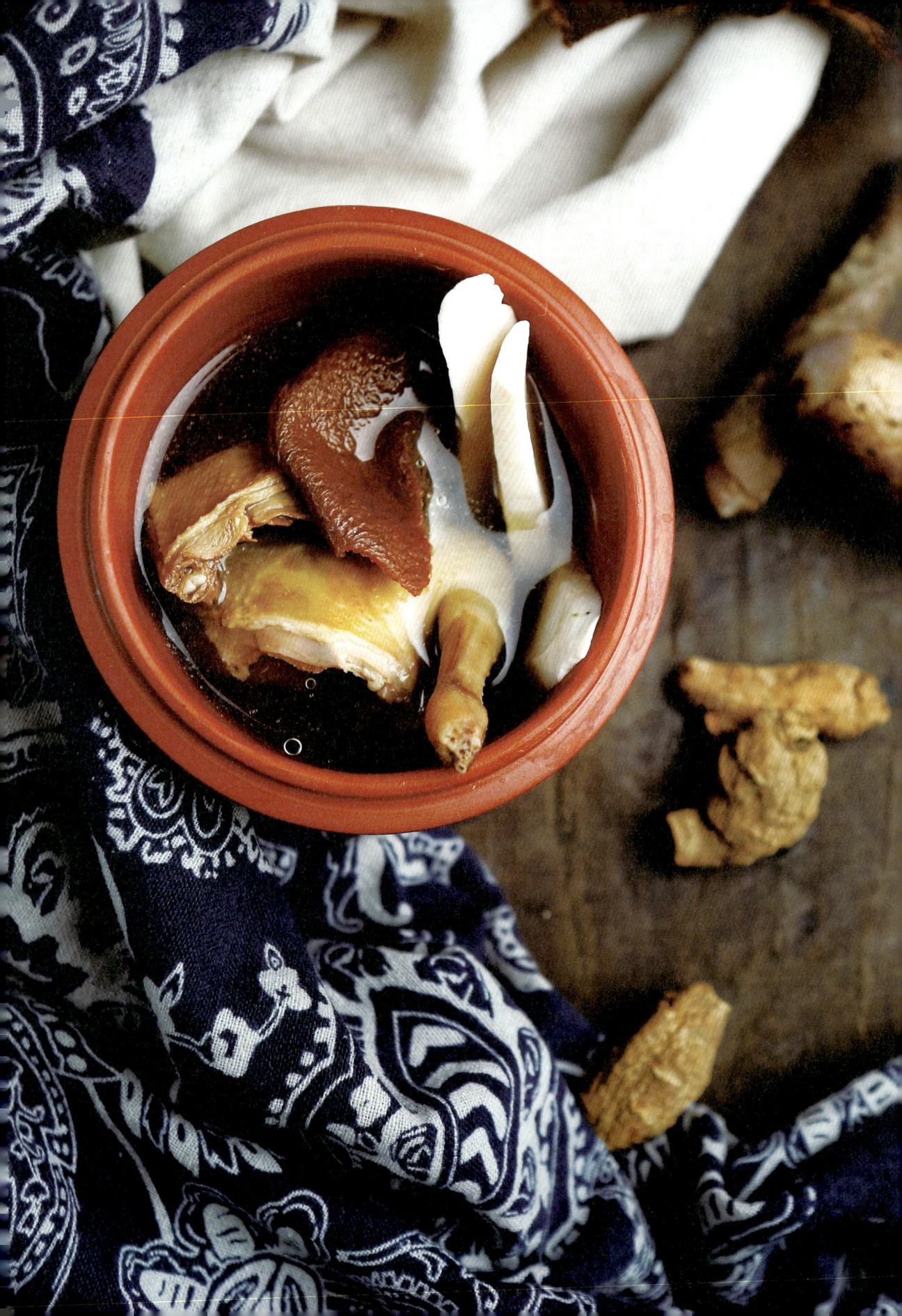

健脾固肺汤

阴虚久咳

口味　酸、甘香

分量　2～3人量

厨艺　炖

厨具　炖盅

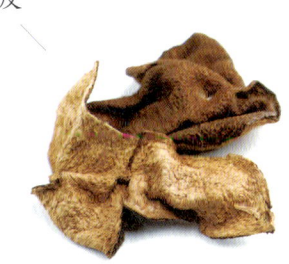

陈皮

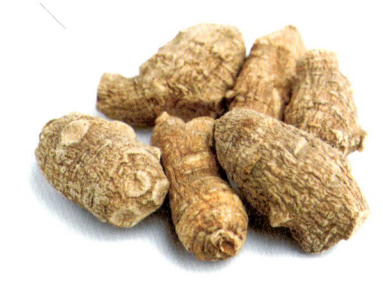

西洋参

材料

鹧鸪1只，陈皮1瓣，西洋参15克，五味子5克，鲜山药150克，食盐适量。

做法

❀ 将上述材料洗净，放入炖盅内，加入适量温开水，隔水清炖1.5小时，调味即可。

专家点评

西洋参味甘，性寒，益气养阴。五味子酸收，收敛肺气。山药归肺经、脾经、肾经，有补虚、健脾、祛湿的作用。陈皮理气化痰。《医林纂要》记载，鹧鸪有"补中消痰"的功效，民间把鹧鸪作为小孩健脾化积的良药。故本汤膳能润肺、健脾、止咳。

头痛

头痛要区分外感引起的头痛和内伤引起的头痛，可通过头痛的主要表现和伴随的症状来区分。

外 感

风热

表现为头胀痛、咽喉肿痛。（荐：鲜薄荷、紫苏薄荷鱼头汤）

风寒

表现为头痛紧束感、痛连颈部、遇风遇寒加重。（荐：白芷、祛风止痛鱼头汤）

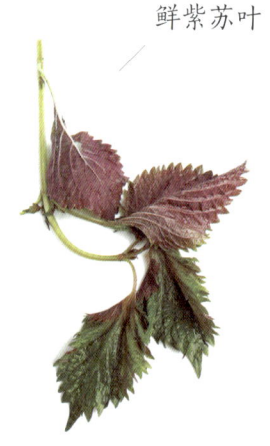

鲜紫苏叶

风寒血虚

往往头痛的同时，还会伴随头晕不适。（荐：天麻、天麻川芎红枣炖鱼头）

内 伤

湿困

表现出头痛昏蒙、胸脘满闷、雨天加重等。（荐：土茯苓、川芎土茯苓红枣煲鱼头）

血瘀

有头痛刺痛感、痛处固定不移、唇色紫暗等表现。（荐：三七、天麻三七排骨汤）

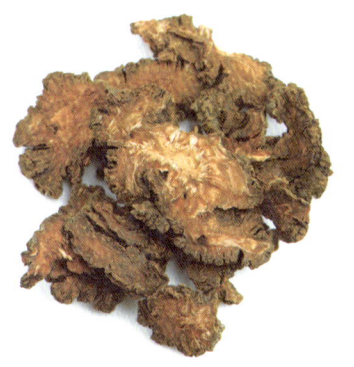

川芎

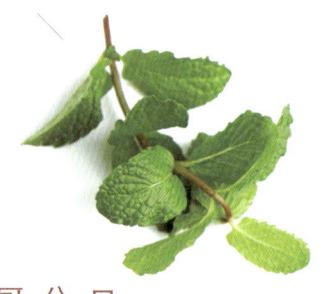

鲜薄荷

风热

紫苏薄荷鱼头汤

厨具 煎锅

分量 2～3人量

厨艺 煎、滚

口味 辛香

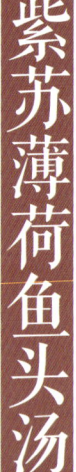

材料

大鱼头1个，鲜紫苏叶30克，鲜薄荷10克，生姜30克，葱段适量，花生油、胡椒粉、食盐少许。

做法

※ 大鱼头洗净，对半切开。

※ 热油起锅，下生姜和大鱼头煎香，然后加适量温水煮15分钟至汤水变乳白色。

※ 加入鲜紫苏叶、鲜薄荷、葱段和胡椒粉，食盐调味即可。

专家点评

紫苏叶味辛，性温，具有发表散寒、芳香化湿的功效，且能去鱼腥味。薄荷则味辛，性凉，能发散风热、清利咽喉、疏肝解郁。两者搭配营养丰富的鱼头，再给一点能温中散寒的生姜和胡椒粉，补中有散、凉辛并用，享受美食的同时又能调理外感风热引起的头胀痛感、咽喉肿痛等不适。

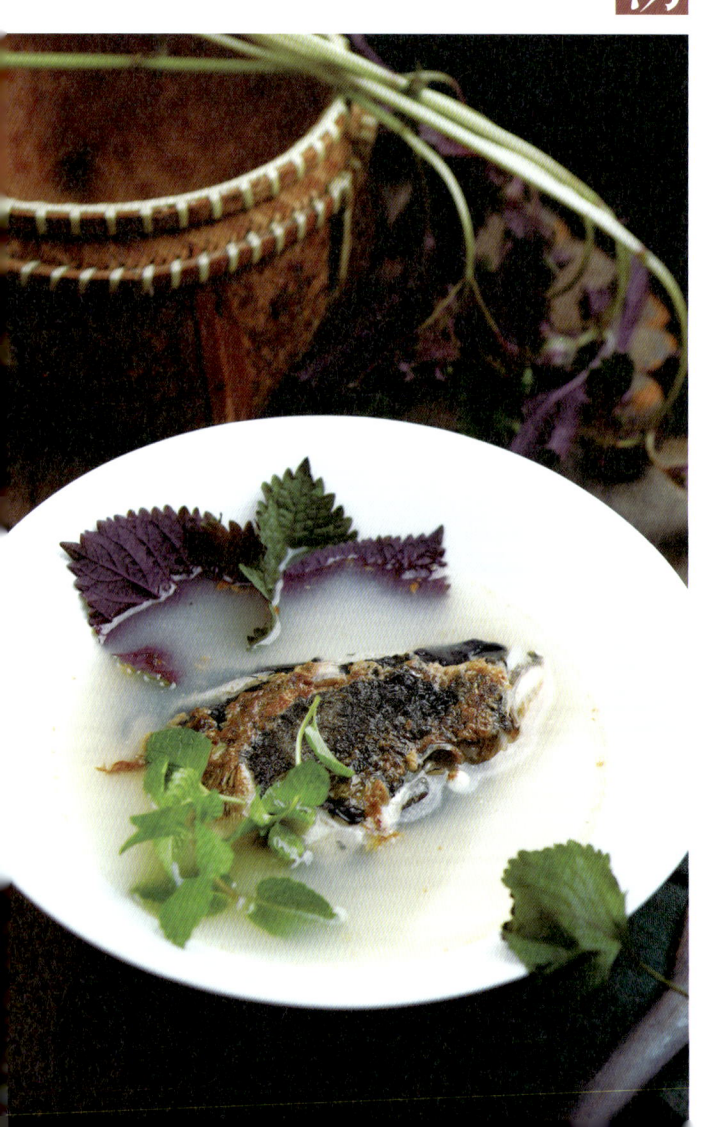

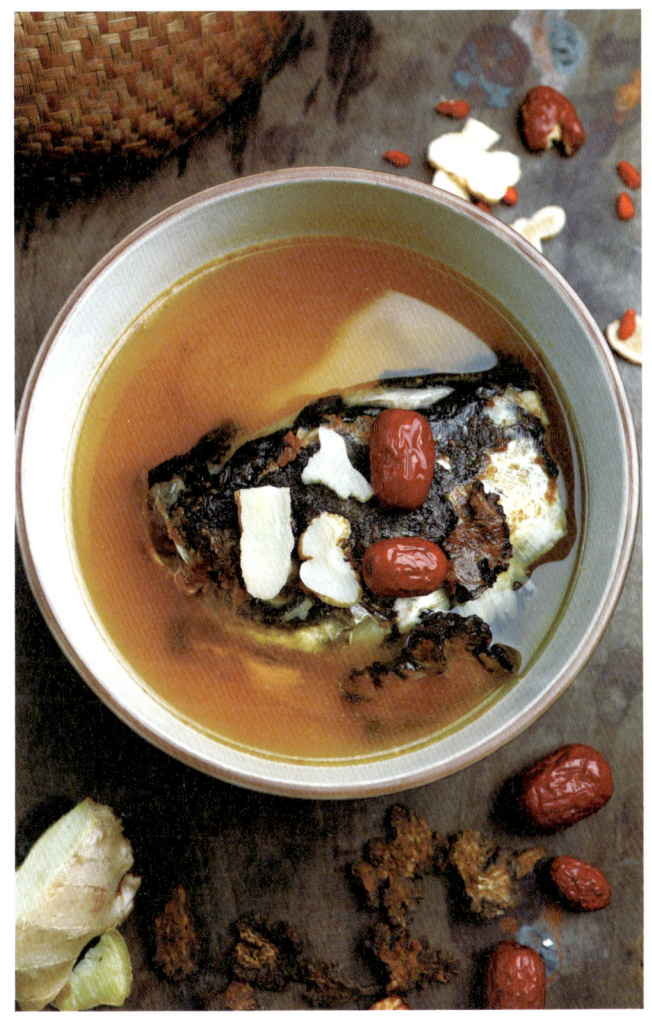

川芎

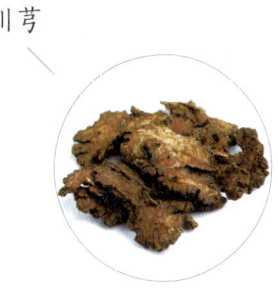

天麻川芎红枣炖鱼头

风寒血虚

厨具	厨艺	分量	口味
炒锅、炖盅	煎、炖	2~3人量	香浓

天麻

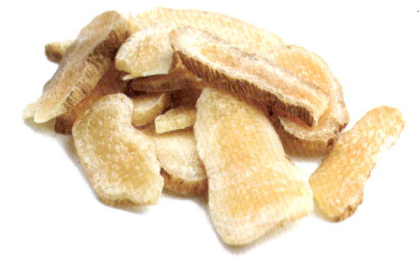

材料

大鱼头1个，天麻、川芎各15克，红枣6颗，生姜30克，花生油、食盐适量。

做法

- 红枣去核；生姜去皮切片；大鱼头洗净，切成两半。
- 热油起锅，下生姜和大鱼头煎香，然后加适量温水煮15分钟至汤水变乳白色。
- 把汤水转至炖盅内，隔水清炖1小时，调味即可。

专家点评

天麻又称定风草，能平肝息风、祛风通络。搭配活血行气、祛风止痛的川芎，温中散寒的生姜，益气养血的红枣，对平素血虚不足而外感风寒引起的头痛十分有效，也适用于女性经前经后的头晕头痛。

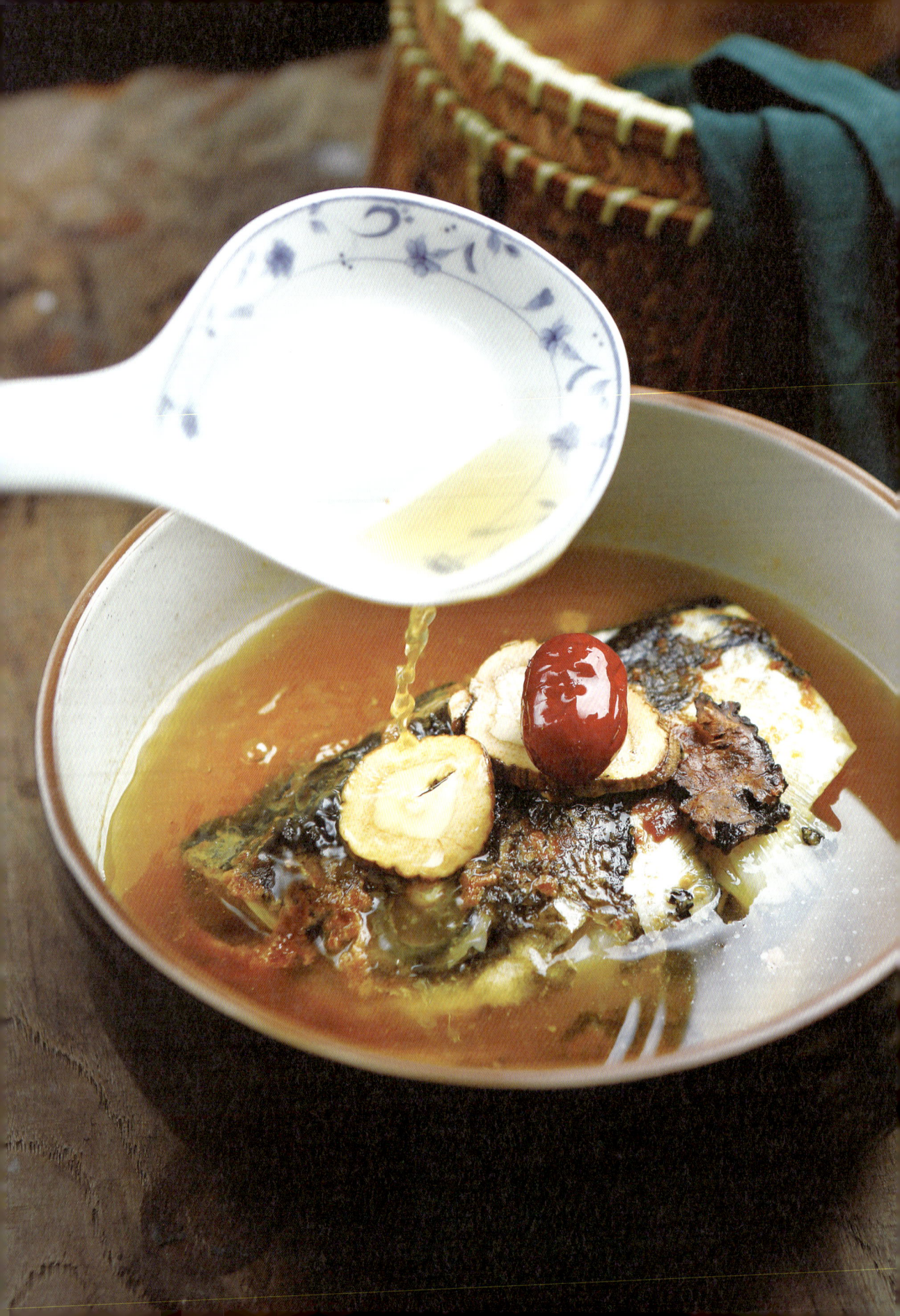

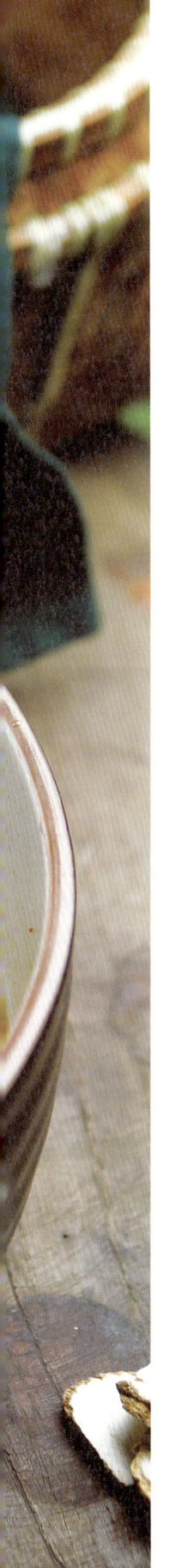

祛风止痛鱼头汤

口味 香浓
分量 2~3人量
厨艺 煎、炖
厨具 炒锅、炖盅

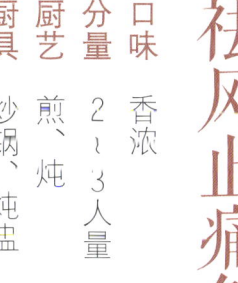

白芷

材料

大鱼头1个，川芎、白芷各12克，红枣6颗，生姜数片，花生油、食盐适量。

做法

- 红枣去核；生姜去皮切片；大鱼头洗净，切成两半。
- 生姜和大鱼头煎香，然后加适量温水煮15分钟至汤水变乳白色。
- 把汤水转至炖盅内，隔水清炖1小时，调味即可。

专家点评

川芎活血行气、祛风止痛，白芷解表、除湿、止痛，生姜、红枣养胃和中，鱼头"以形补形"。整个汤膳具有祛风湿、止头痛、散表寒之功效，适用于平素易患风寒头痛、偏头痛、血管神经性头痛等病症的人士食用。

川芎土茯苓红枣煲鱼头

湿困

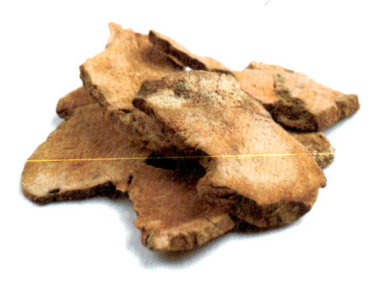

土茯苓

厨具	分量	口味
厨艺	3人量	甘甜
炒锅、汤煲	煎、煲	

材料

大鱼头1个，猪瘦肉100克，川芎15克，土茯苓30克（或鲜土茯苓60克），红枣（去核）3颗，生姜5片。

做法

✤ 大鱼头洗净，切成两半。

✤ 热油起锅，下生姜和大鱼头煎香，然后加适量温水煮15分钟至汤水变乳白色。

✤ 将汤水连渣转入汤煲内，煲1.5小时，调味即可。

专家点评

川芎味辛，性温，具有行气开郁、祛风燥湿、活血止痛的功效。土茯苓味甘、淡，性平，具有除湿解毒的作用。红枣益气养血。搭配鱼头，"以形补形"，引药上行，对于外感湿邪、风邪引起的头痛有食养作用。

天麻三七排骨汤

口味　甘、微苦

分量　3人量

厨艺　煲

厨具　汤锅

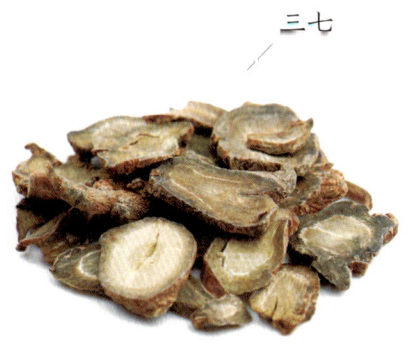

三七

材料

猪排骨350克，天麻15克，熟三七片10克，生姜3片，红枣5颗，食盐适量。

做法

- 猪排骨斩块，洗净后焯水；红枣掰开去核。
- 锅内加入适量清水煮沸，放入所有材料，小火煲1.5小时，调味即可。

专家点评

天麻，能平肝息风，对治疗头晕、头昏等头部不适有奇效，故而有"定风草"之美誉。三七味甘、微苦，性温，具有活血化瘀的功效。生姜、红枣，温中、补益气血。整个汤膳尤其适合血瘀体质和经络不通导致头痛的人群食用。

咽痛

风 热

通常起病较急，疼痛明显，表现为口鼻热感、咽痛如被火熏感、鼻涕黄且黏稠。（荐：金银花、金银花菊花蜜）

蜂蜜

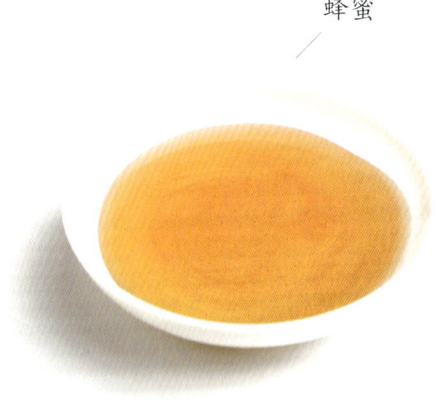

48

虚 火

通常病程较长，反复发作，疼痛不太明显，表现为咽干、口渴欲饮、干燥天气或说话较多容易诱发。（荐：青榄、蚝豉青榄煲猪瘦肉）

蚝豉

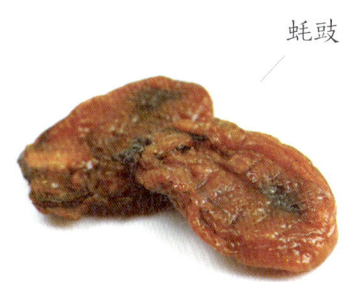

金银花菊花蜜

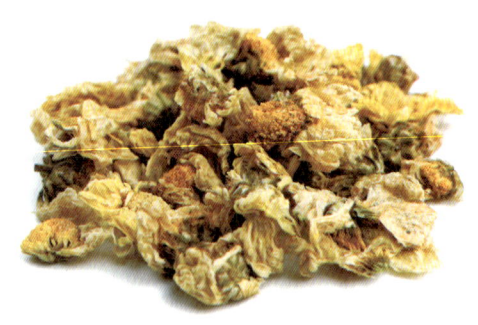

菊花

材料

金银花20克，菊花40克，蜂蜜适量。

做法

- 金银花、菊花分开浸泡5分钟。
- 锅内加入清水和金银花，大火煮开后转小火煮15分钟。
- 然后加入菊花，煮5分钟后关火，焗15~20分钟。
- 将金银花、菊花隔去，待花茶放凉，加入蜂蜜调味即可。

专家点评

金银花可以清热解毒、疏散风热，而菊花可以止渴、清肝、明目。两者相配而用，针对风热引起的咽喉痛，有疏散风热、清热利咽的功效。

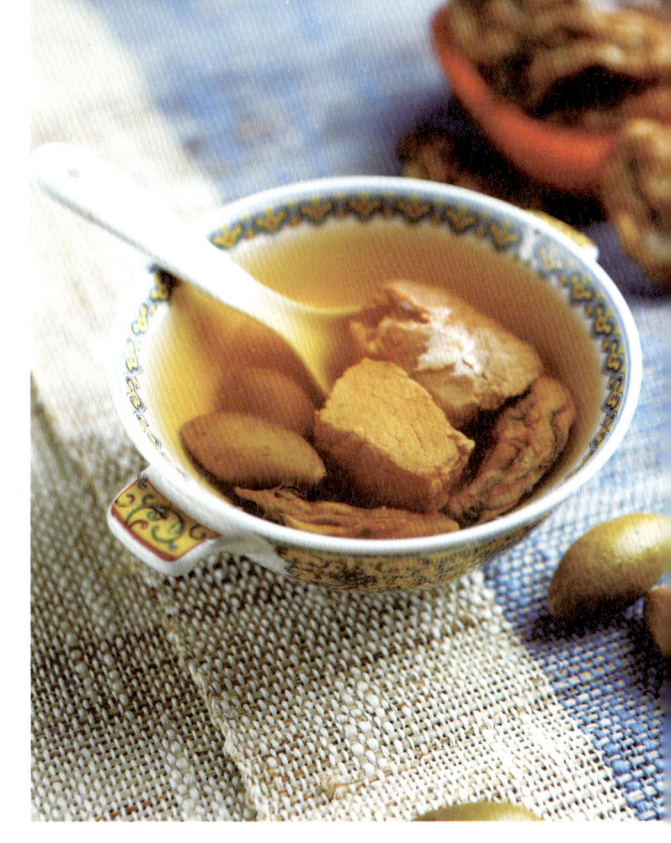

蚝豉青榄煲猪瘦肉

厨具	厨艺	分量	口味
汤煲	煲	2~3人量	清香

材料

猪瘦肉250克，青榄5颗，蚝豉6个，生姜数片，食盐适量。

做法

❋ 青榄洗净拍开；蚝豉用温水泡开洗净；猪瘦肉洗净，与蚝豉共同焯水。

❋ 汤煲内加适量清水煮沸，放入所有材料，大火煮开后用小火煲1.5小时，调味即可。

青榄

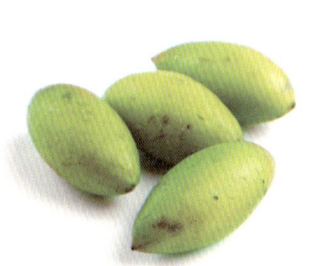

专家点评

青榄味甘、酸、涩，性凉，有清肺利咽、生津止渴、解毒的功效。蚝豉是广东一带的汉族风味名菜，含有丰富的优质蛋白，其所含的牛磺酸还有保肝利胆、调节免疫的作用。中医认为蚝豉味咸，性微寒，归肝经、胆经、肾经，可养阴降火。配以猪瘦肉增鲜，生姜去腥。此汤甘甜鲜美，非常适合长期抽烟、熬夜及表现为阴虚火旺、咽干咽燥的人群食用，大众亦可食用保健。

鼻塞流涕

鼻塞流涕要分清楚是由风寒还是风热所引起，同时兼夹湿邪或燥邪的，也会有不同的表现。

风 寒

通常表现为涕白清稀，且常会有受寒的因素，治法上常以散寒通鼻窍为主。（荐：洋葱、洋葱汤）

风 热

常表现为涕黄而稠，治法上常以清热通鼻窍为主。（荐：香菜、红白萝卜芹菜香菜紫菜汤）

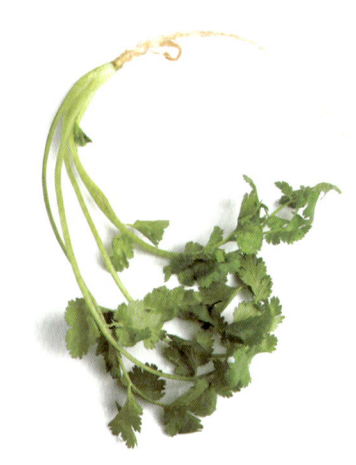

香菜

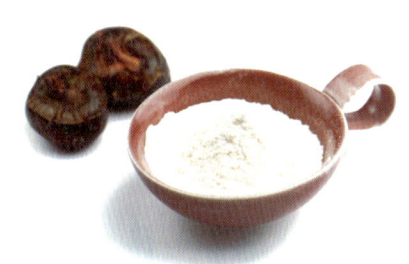

马蹄粉

燥 热

通常会伴有鼻腔的烘热感，而且容易干燥流鼻血。（荐：马蹄、菊花马蹄羹）

湿 困

易鼻塞，同时有精神疲倦、不思饮食的表现。（荐：陈皮、陈皮普洱姜母茶）

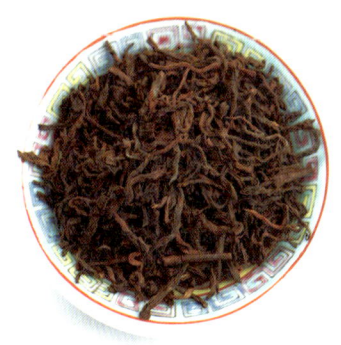

普洱茶

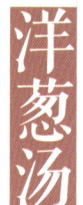

洋葱汤

厨具　汤锅
厨艺　煮
分量　2人量
口味　辛香

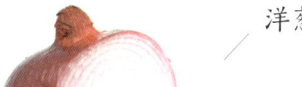

洋葱

材料

鸡骨架1副，洋葱1个，大葱白1根，白萝卜半个，香菜少许，食盐、胡椒粉适量。

做法

- 洋葱洗净，切丝；大葱白及白萝卜切丝。
- 锅内加入清水煮沸，入鸡骨架煮30分钟后，捞起鸡骨架，加入洋葱、大葱白及白萝卜再煮5分钟，最后加入香菜，调味即可。

专家点评

洋葱味辛、甘，性温，辛味可通鼻窍，止鼻涕。若鼻涕色白清稀，多因感寒而起，洋葱汤可温暖散寒，直通鼻窍。用鸡骨架来熬这个汤底，不仅让汤味清甜可口，还能起到一定的补虚温中的功效。鸡骨架煲出来的汤，不肥腻而自带清甜，即使因感冒而胃纳减退也能引起人的食欲。加上北方的大葱白，能增强洋葱的散寒之功，则鼻涕可止。

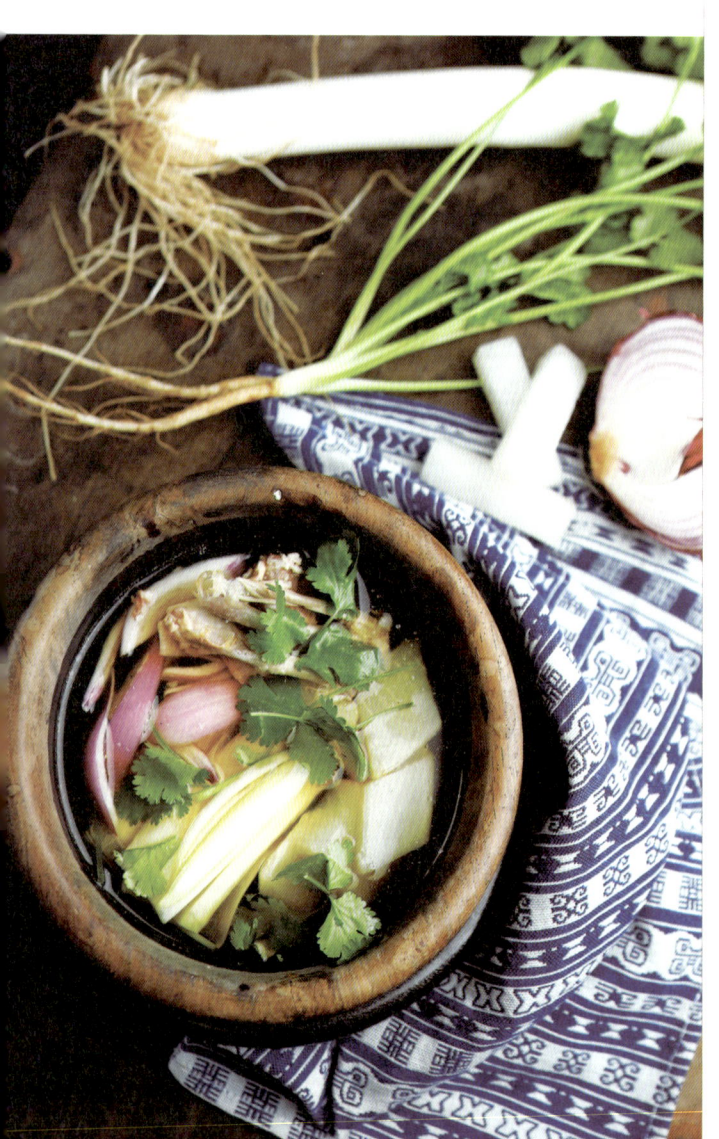

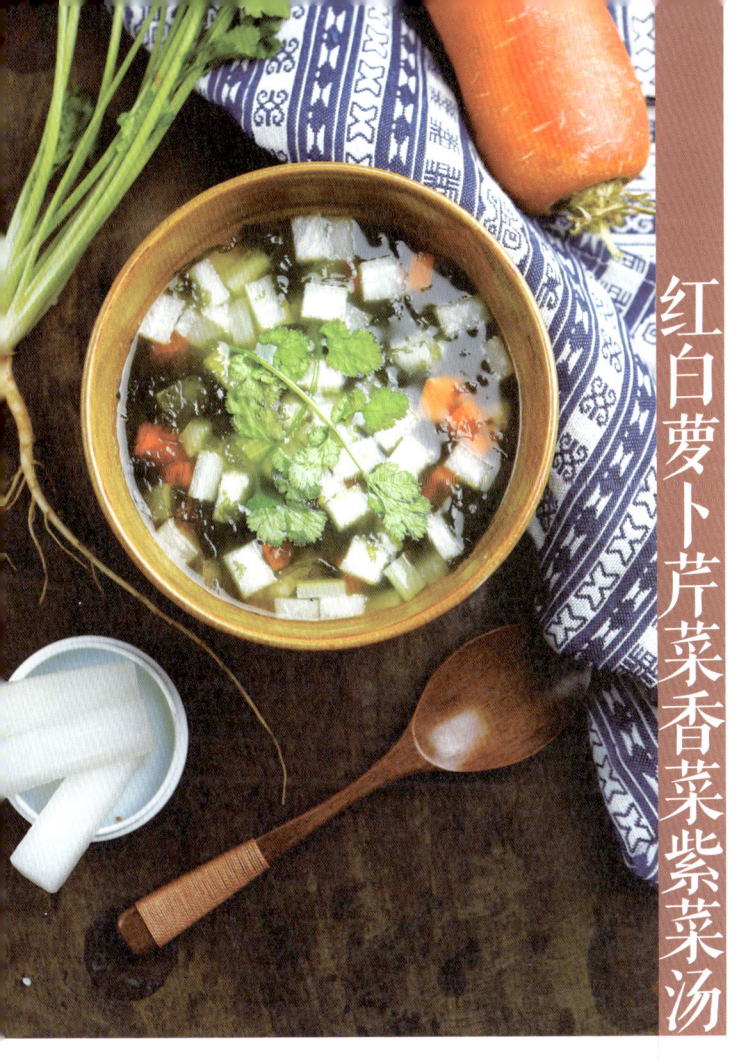

红白萝卜芹菜香菜紫菜汤

风热

口味　辛香
分量　2～3人量
厨艺　煮
厨具　汤锅

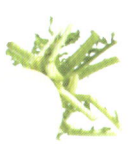

白萝卜

材料

胡萝卜500克，白萝卜500克，芹菜200克，香菜3棵，紫菜5克，生姜3片，食盐适量。

做法

❀ 胡萝卜、白萝卜削皮洗净切小块；芹菜去叶洗净切粒；紫菜洗净挤干；生姜切丝。

❀ 锅内加适量清水煮开后，放入胡萝卜、白萝卜，煮50分钟，再加入芹菜、紫菜和生姜，再煮5分钟，放入香菜，调味即可。

专家点评

白萝卜味辛、甘，除能清食积下气外，还能对上焦之热产生清利的效果。搭配辛香之味的芹菜、香菜，让"汤气"上达，通利鼻窍。若体质比较虚寒却又感风热之邪者，生姜的量可适当增加。

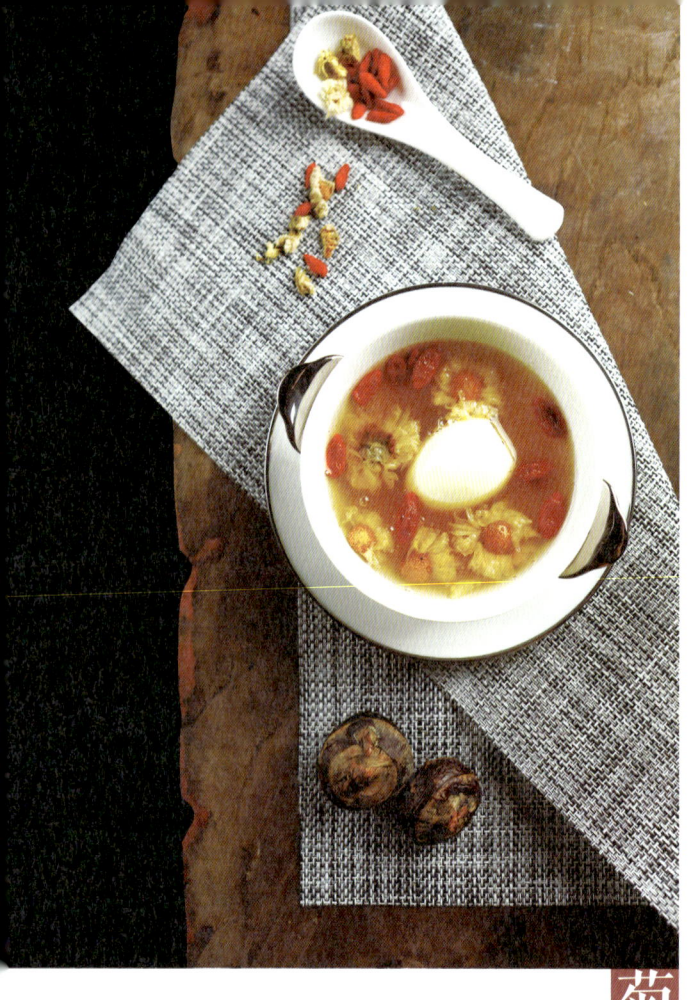

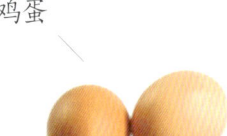
鸡蛋

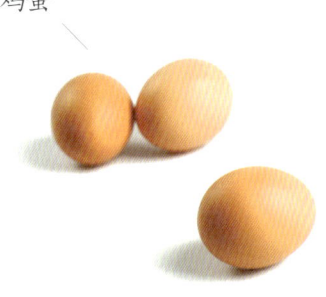

材料

鸡蛋1个，马蹄250克，枸杞子15克、杭菊3~5朵，马蹄粉、冰糖适量。

做法

- 马蹄去皮切小粒；杭菊用温水泡开。
- 锅内加适量清水煮沸，放入马蹄粒、枸杞子煮10分钟；另将适量马蹄粉加入少许清水，调成水淀粉样后慢慢加入锅中，充分搅拌煮2分钟，最后加入杭菊、适量冰糖调味即可。

菊花马蹄羹

燥热

厨具	厨艺	分量	口味
瓦锅	煮	2人量	香甜

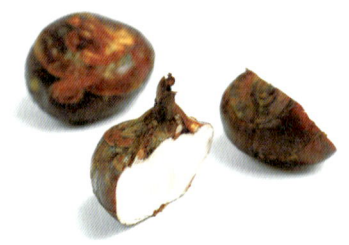
马蹄

专家点评

鼻塞有燥热感，可用菊花去清热，马蹄、鸡蛋来润燥。菊花质轻，善上行，可用于清解头面部的热邪。马蹄味甜多汁、清脆可口，可清热、祛火、生津。枸杞子养肝明目。搭配冰糖煮成羹，清热又润燥生津，特别适合燥热之证。

陈皮普洱姜母茶

口味　辛香、甘、苦

分量　1人量

厨艺　冲泡

厨具　茶壶

材料

新会陈皮1瓣，普洱茶3克，姜母茶1块（或生姜3~5片加适量红糖）。

做法

❀ 热水冲泡便可饮用；也可以选择水煮5~10分钟。

姜母茶本是台湾的一款保健茶，是用红糖（或黑糖）和老姜熬煮而成，不仅可以预防感冒、温经养血，还有美肤的作用。加上新会陈皮（最好选10年左右的），既可增强其原有功效，又有助于理气调中、燥湿化痰。再搭配带有天然陈香韵味的普洱茶，整个茶饮闻起来沁人心脾，还有健脾开胃、养血祛寒的作用，非常适合初发感冒，身重乏力、鼻塞流涕，又见胃口不佳、口淡、流清涎或恶寒、手足冰凉的人士饮用。

发热

发热首要区分是因于外感还是内伤。

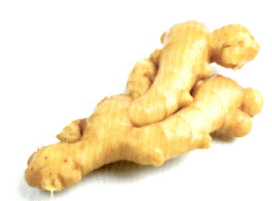
生姜

外 感

风寒

多见恶寒重、头痛身痛、清涕喷嚏，多见于冬季，而夏季常吹空调，风寒引起的发热也很常见。（荐：葱、神仙粥）

风热

常见于夏季汗出受风之后，多见发热重、恶风、头痛身痛，可伴有咽痛、黄稠鼻涕、口鼻灼热等上呼吸道不适。（荐：薄荷、紫苏薄荷茶）

暑热

多在暑天户外暴晒后出现，常见烦热口渴、面赤身热、尿赤短少等症状。（荐：乌梅、酸梅汤）

湿温

常见于湿度大的岭南地区，发热时如身处蒸笼般闷热，且汗出而热不退，常伴有纳呆口黏、四肢困重、大便黏腻等不适。

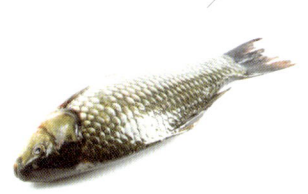

鲫鱼

内 伤

火热

常见口苦咽干、胸胁胀闷、恶心呕吐等症状，多见于平素体质偏热的人群，同时多因进食辛辣、煎炸食物而诱发。（荐：独脚金、开胃消滞汤）

特别情况

小儿发热及成人热退之后，都容易出现食欲不振的情况，此时宜健脾、和胃，同时饮食宜清淡、易消化，若急于补充营养而食大鱼大肉，往往容易引起食积内停，祸不旋踵。（荐：香菜、番茄豆芽拌面；白萝卜、白萝卜丝白鲫鱼汤）

神仙粥

风寒

口味　微酸辣

分量　2~3人量

厨艺　煮

厨具　砂锅

葱

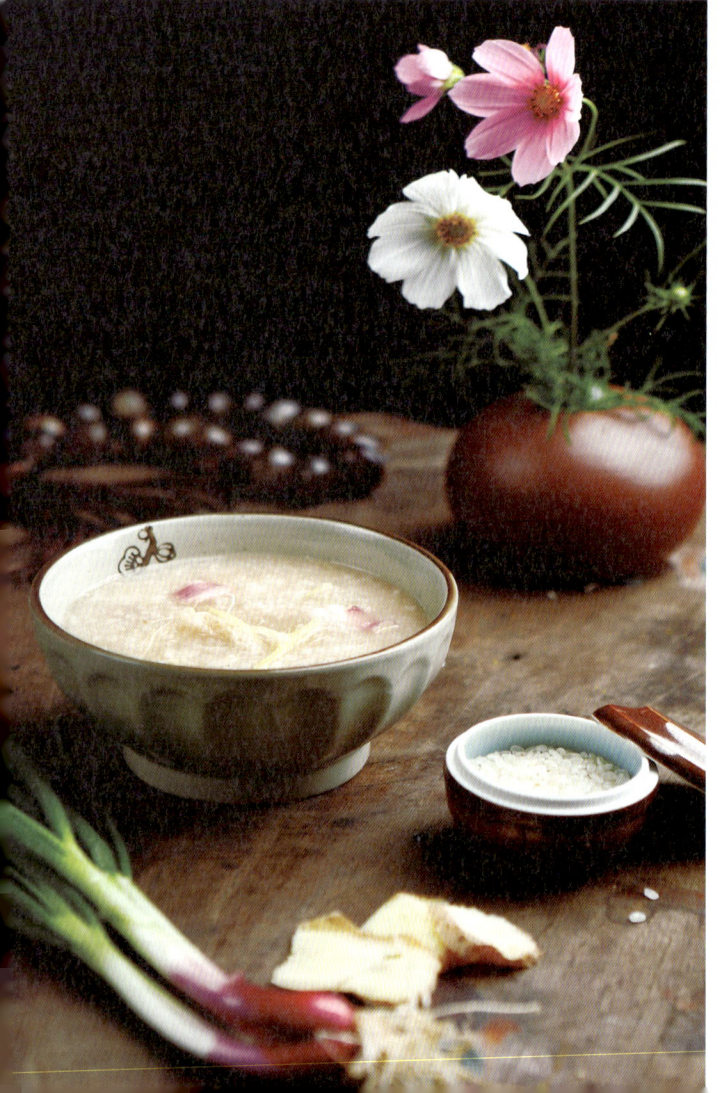

材料

糯米100克，带须鲜葱头（到葱白部分）7~8根，生姜5片，陈醋10~15毫升，食盐适量。

做法

- 砂锅中加入适量开水，放入糯米、生姜煮25分钟。
- 加入带须鲜葱头，煮至糯米熟烂；往粥中加入陈醋，搅匀调味起锅，趁热食用。

专家点评

神仙粥出自清代《食宪鸿秘》，原文记载为"治感冒伤风初起等症"。其中的糯米能健胃和中、益气扶正，而葱白和生姜味辛，性温，能祛风散寒。搭配能生津的陈醋，整个粥品解表不伤正，对外感风寒而见的发热、恶寒重、头痛身痛、清涕喷嚏等症状有很好的改善作用。对于平素体质虚寒的人群，也有一定预防感冒的效果。

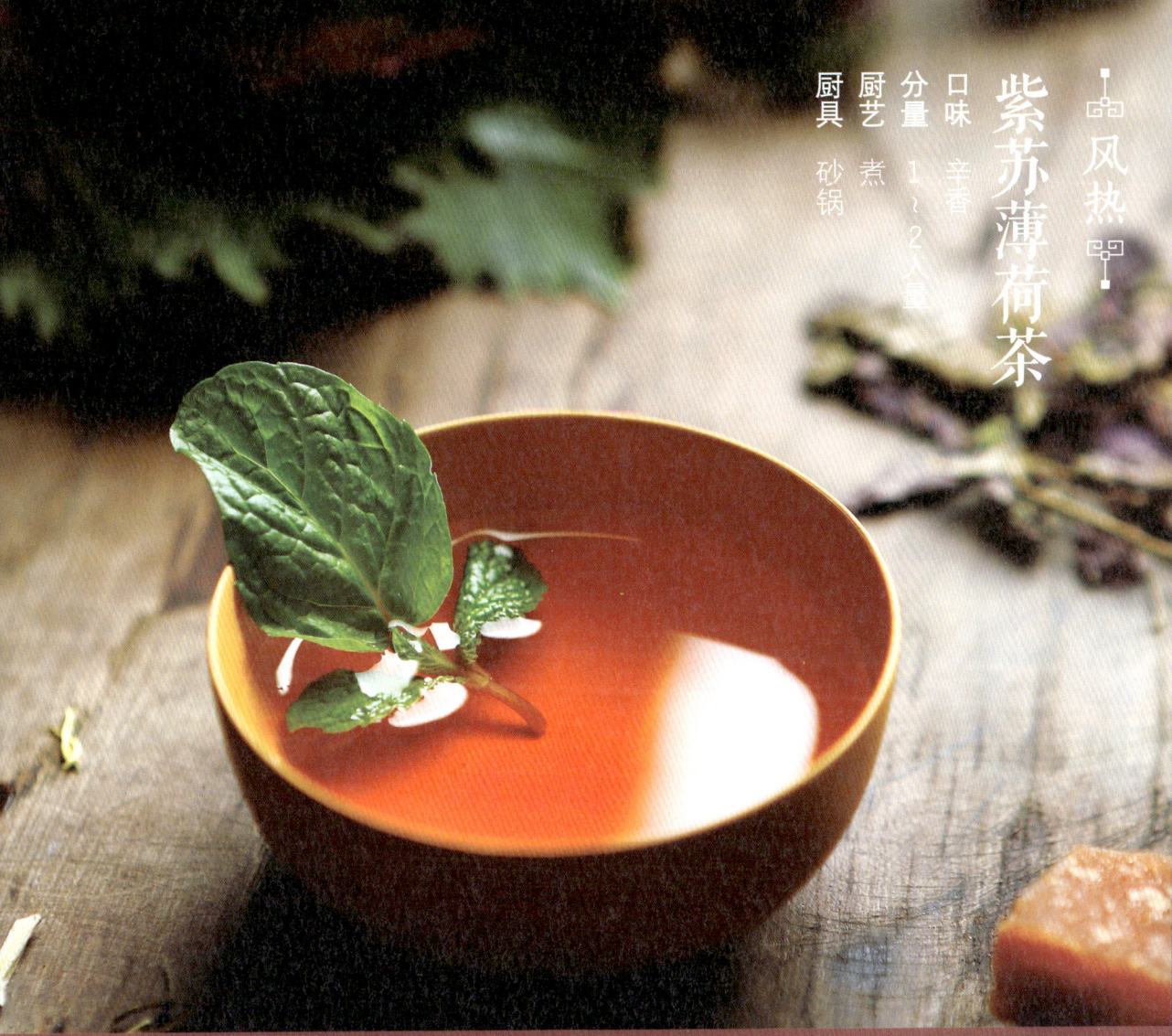

风热

紫苏薄荷茶

口味 辛香
分量 1～2人量
厨艺 煮
厨具 砂锅

材料

　　干紫苏叶、干薄荷叶各3克，红糖适量。

做法

❀ 锅内放入适量清水，把干紫苏叶、干薄荷叶放入锅内，煮8分钟，再加入红糖煮2分钟即可。

专家点评

　　薄荷味辛，性凉，能发散风热、清利咽喉、疏肝解郁。紫苏叶味辛，性温，能解表化湿。紫苏叶、薄荷搭配能扶正益气的红糖，具有发散风热、扶正解表、化湿解郁的功效。这个茶饮尤其适合风热感冒初起，见发热重、恶风、头痛身痛、黄稠鼻涕、口鼻灼热的人群服用，也适合平素容易风热感冒的人士日常保健饮用。

小贴士

　　可简单选择保温杯冲服。紫苏叶、薄荷叶选鲜品效果更佳。平素脾胃虚寒者可加生姜3片。

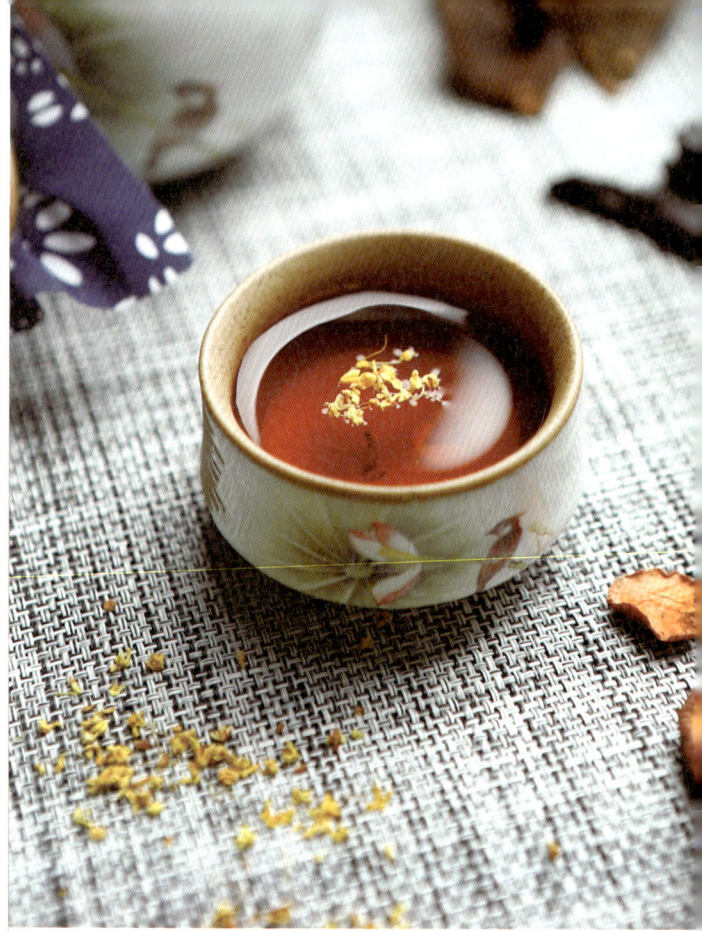

酸梅汤

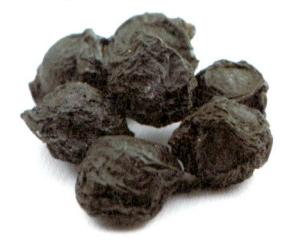

口味　酸甜

分量　2~3人量

厨艺　煮

厨具　砂锅、纱袋

暑热

乌梅

材料

乌梅3~5个，山楂15克，陈皮半瓣，桂花、冰糖适量。

做法

- 乌梅、山楂、陈皮洗净，用纱袋装好。
- 锅内加水煮沸，放入药材纱袋，小火煮40分钟。
- 加入冰糖煮至溶化，去掉纱袋，撒上桂花即可。

专家点评

乌梅，为青梅熏制而成，能生津止渴，使浮越在上的虚火归位。搭配健胃消食、化肉食积的山楂，健脾顺气的陈皮，清香怡人的桂花，煮出来的酸梅汤口感酸甜之余还能清暑热、健脾胃、消食滞、降虚火。能减缓因夏天在户外暴晒、感受暑热而出现的烦热口渴、面赤身热、尿赤短少等症状。对咽喉异物感、久咳少痰、食欲欠佳等也有很好的缓解作用，尤其适合大众暑天保健饮用。

小贴士

消化道溃疡者不宜饮用。

开胃消滞汤

口味　甘、淡

分量　2～3人量

厨艺　煮

厨具　汤锅

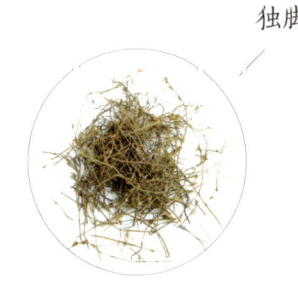

独脚金

材料

猪排骨300克，麦芽30克，独脚金15克，黑枣5颗，陈皮1瓣，食盐适量。

麦芽

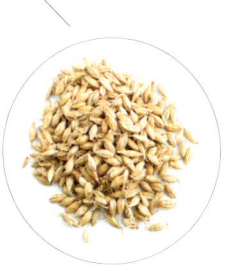

做法

❀ 猪排骨斩块，洗净后焯水。

❀ 锅内加适量清水煮沸，放入所有材料，小火煮1小时，调味即可。

【专家点评】

独脚金味甘、淡，性凉，具有清热消积的功效。搭配健脾开胃、疏肝解郁的麦芽，补中益气的黑枣和健脾和胃的陈皮熬煮成汤，其对于发热而见口苦咽干、胸胁胀闷、恶心呕吐、胃纳欠佳的人群尤其合适，也适合大众在夏季暑热天气保健饮用。

番茄豆芽拌面

口味	清香爽口
分量	2~3人量
厨艺	拌
厨具	炒锅

特别情况

香菜

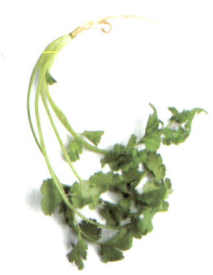

材料

面条2~3份，番茄3~4个，绿豆芽100克，香菜50克，花生油、芝麻油、食盐、白砂糖适量。

做法

- 香菜切碎；番茄焯水，去皮切碎；面条、绿豆芽焯熟，过冷备用。
- 热油起锅，放入番茄，加适量食盐和白砂糖，小火边煮边搅拌，煮成番茄酱（想烹制汤面的，可加适量温开水煮成番茄汤）。
- 把煮好的番茄酱趁热倒入面条中，调入芝麻油拌匀，放入香菜、绿豆芽，稍加搅拌即可食用。

专家点评

香菜辛温，能发汗透表、消食下气、醒脾和中。绿豆芽味甘，性凉，能清热消暑、解毒利尿、清肝热。搭配能健胃理气的番茄，小儿发热时往往伴有食欲不振现象，这个面条酸酸甜甜之余，还能开胃消食、理气解表，对于小儿尤其合适，也适合"三高"人群及病后、术后需要清淡饮食的人士食用。

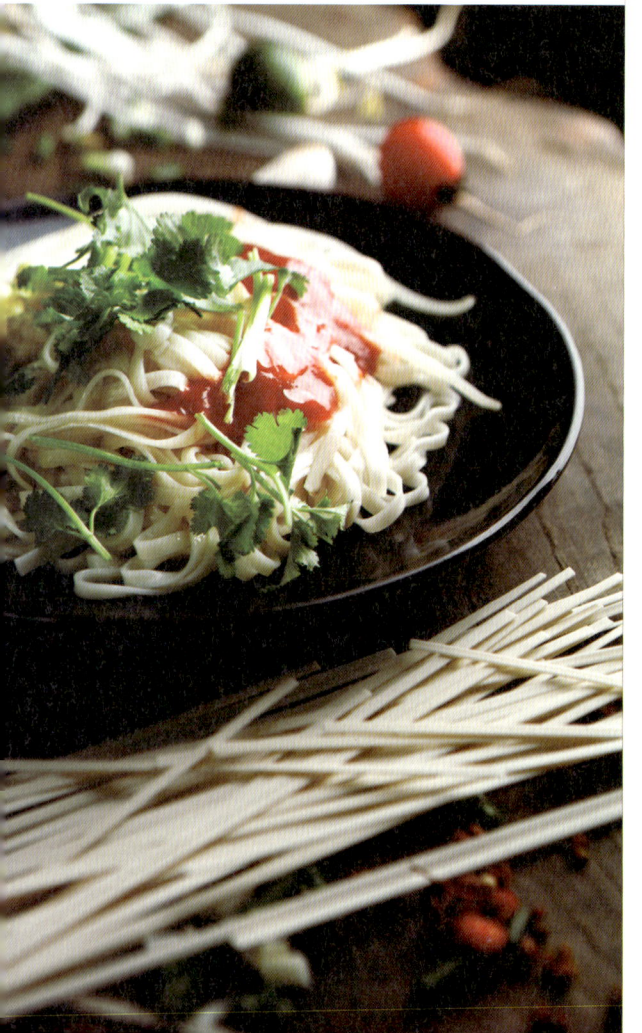

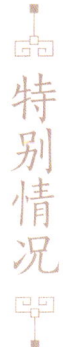

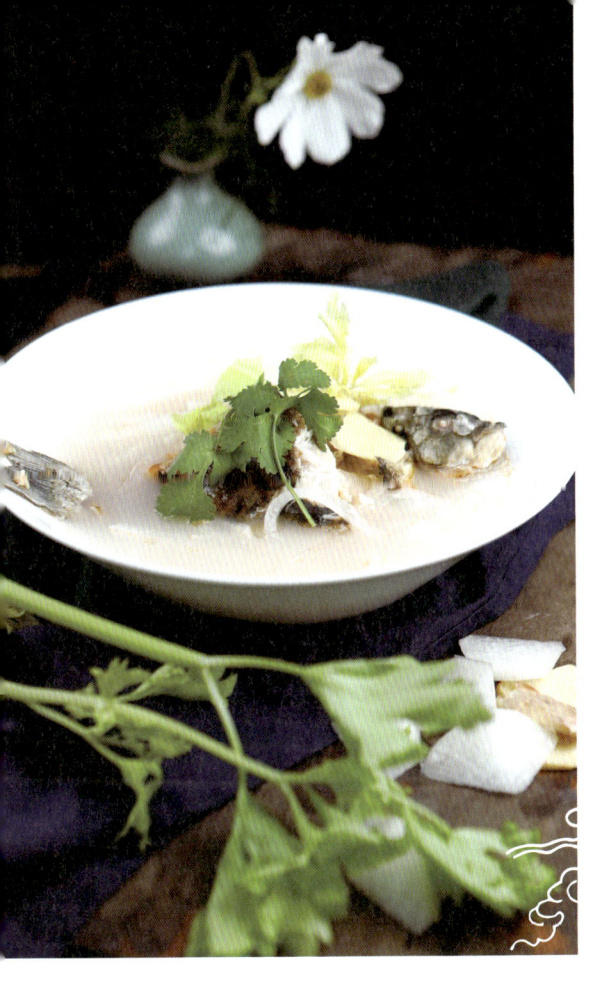

白萝卜丝白鲫鱼汤

厨具	厨艺	分量	口味
煎锅	煎、煮	2~3人量	清甜

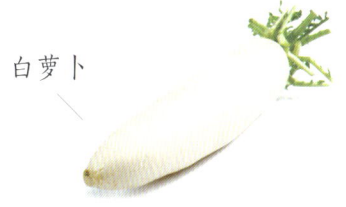

白萝卜

【专家点评】

退热之后很多朋友都会出现胃口欠佳、胸闷呕恶、倦怠乏力，如何促进食欲，让肠胃生化气血以恢复体力，是此时的首要任务。汤中的白萝卜能理气健脾；芹菜、绿豆芽能清热解毒；生姜健脾和胃。再搭配含有多种优质蛋白质的鲫鱼，以及能发汗透表、消食下气的香菜、葱花、胡椒粉，味道鲜美之余还能促进胃肠恢复、补充体力。本汤膳尤其适合退热之后有上述诸症不适的人群，也适合平素脾胃虚弱、消化不良的人士食用。

材料

白鲫鱼1条，白萝卜1个（约250克），生姜5片，陈皮1瓣，绿豆芽、香菜、芹菜嫩芽叶、葱花、食盐、花生油、胡椒粉适量。

做法

❀ 热油起锅，放入生姜和清除内脏的白鲫鱼，煎至两面微黄，然后加入5~6碗开水，煮至汤呈奶白色。

❀ 白萝卜切丝后和绿豆芽一同放入锅内煮15分钟。

❀ 关火前放入芹菜嫩芽叶、香菜、葱花和胡椒粉，用食盐调味即可。

小贴士

鲫鱼多骨，可把鲫鱼装入煲汤袋再烹煮，建议只饮汤不吃鱼。

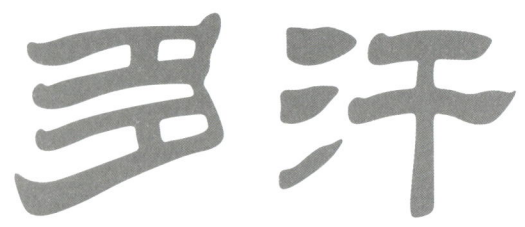

多汗

多汗一般是指在同样的环境下，比其他人都要容易出汗。气虚不能固摄汗液，则易多汗。阴虚潮热导致的多汗，也会进一步耗伤气和阴液，形成恶性循环。

气虚

一般汗味不臭，且脸色㿠白、精神疲倦、声弱语轻。（荐：黄芪*、当归黄芪鲫鱼汤）

阴虚

常表现为手足心热、情绪烦躁、烘热汗出，且在睡觉时汗出明显。（荐：麦冬、石斛麦冬炖鲍鱼）

麦冬

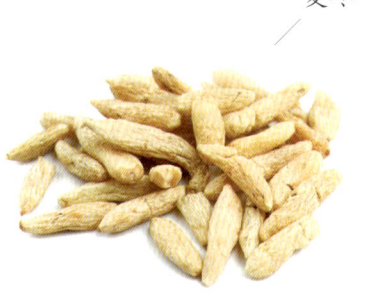

* 在我国南方地区，特别是两广和港澳地区，人们还习惯把黄芪称为北芪，这与黄芪主产于我国北方地区有关。

特别情况

小儿的多汗也有虚实之分，通常从脾胃论治。实汗需要消食化湿，虚汗则需要健脾益气。另外，宁心安神也很重要，汗为心之液，心中烦闷也会引起多汗。（荐：糯米、糯米小麦粥）

石斛

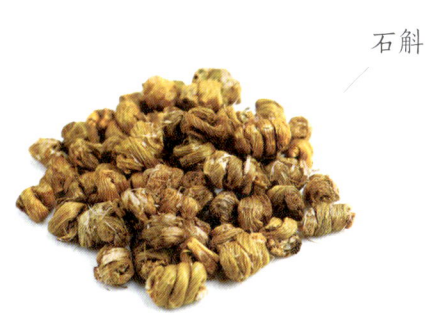

当归黄芪鲫鱼汤

口味　香甜
分量　2～3人量
厨艺　煎、煮
厨具　煎锅

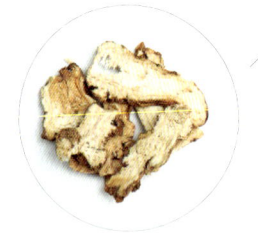
当归

材料

鲫鱼1条，当归10克，黄芪50克，生姜3片，花生油、食盐适量。

做法

❀ 将鲫鱼去内脏，洗净备用。

❀ 热油起锅，下生姜和鲫鱼，煎至两面微黄；加入开水，放入当归和黄芪，煮至汤呈乳白色，调味即可。

黄芪

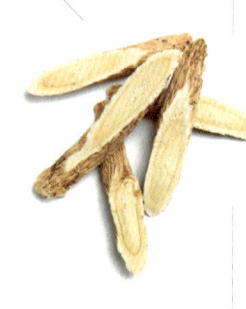

专家点评

此汤膳参考金元时期李东垣所创造的当归补血汤，黄芪和当归两味药以5∶1比例组成。取意有形之血不易速生，当补无形之气为先，故黄芪用量为多。且使用大量黄芪，让气往下沉，反不易上火，故用之。气血足则能敛汗止汗，最适合因气虚而汗出过多者。

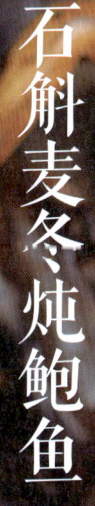

石斛麦冬炖鲍鱼

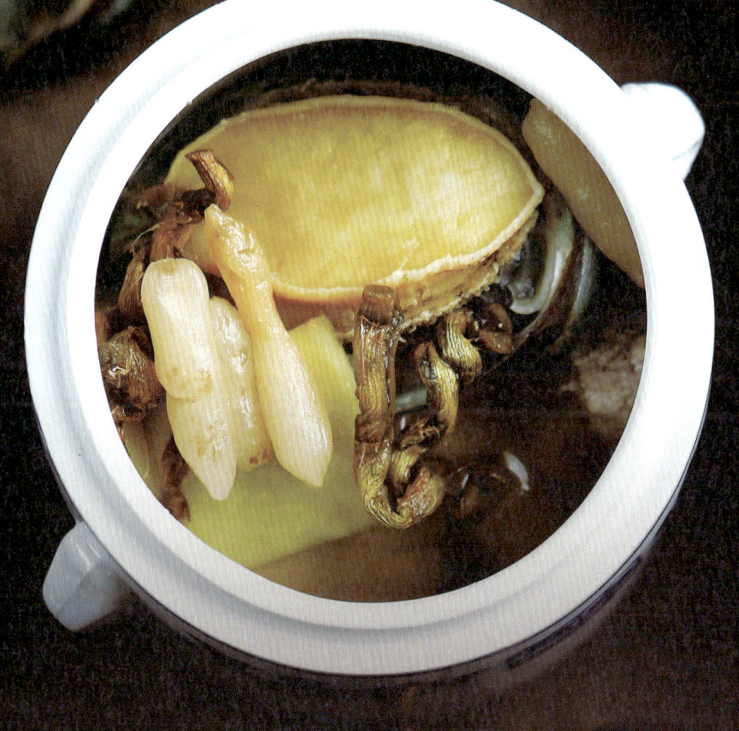

厨具 炖盅

分量 2~3人量

厨艺 炖

口味 清甜

材料

鲜鲍鱼2~3只，石斛15克，麦冬15克，生姜3片，食盐适量。

做法

❶ 鲜鲍鱼洗净去肠肚，鲍鱼壳留用。
❷ 将鲜鲍鱼连带鲍鱼壳和其他食材一起放入炖盅里，隔水清炖1.5小时，调味即可。

专家点评

麦冬味甘、微苦，性微寒，具有养阴生津、清心除烦的功效。鲍鱼连壳一起用，平肝潜阳、解热明目、补而不燥。石斛味甘，性微寒，有益胃生津、滋阴清热的作用。三物搭配食用，特别适合阴虚而导致潮热、手足心热、心烦汗出的人群。

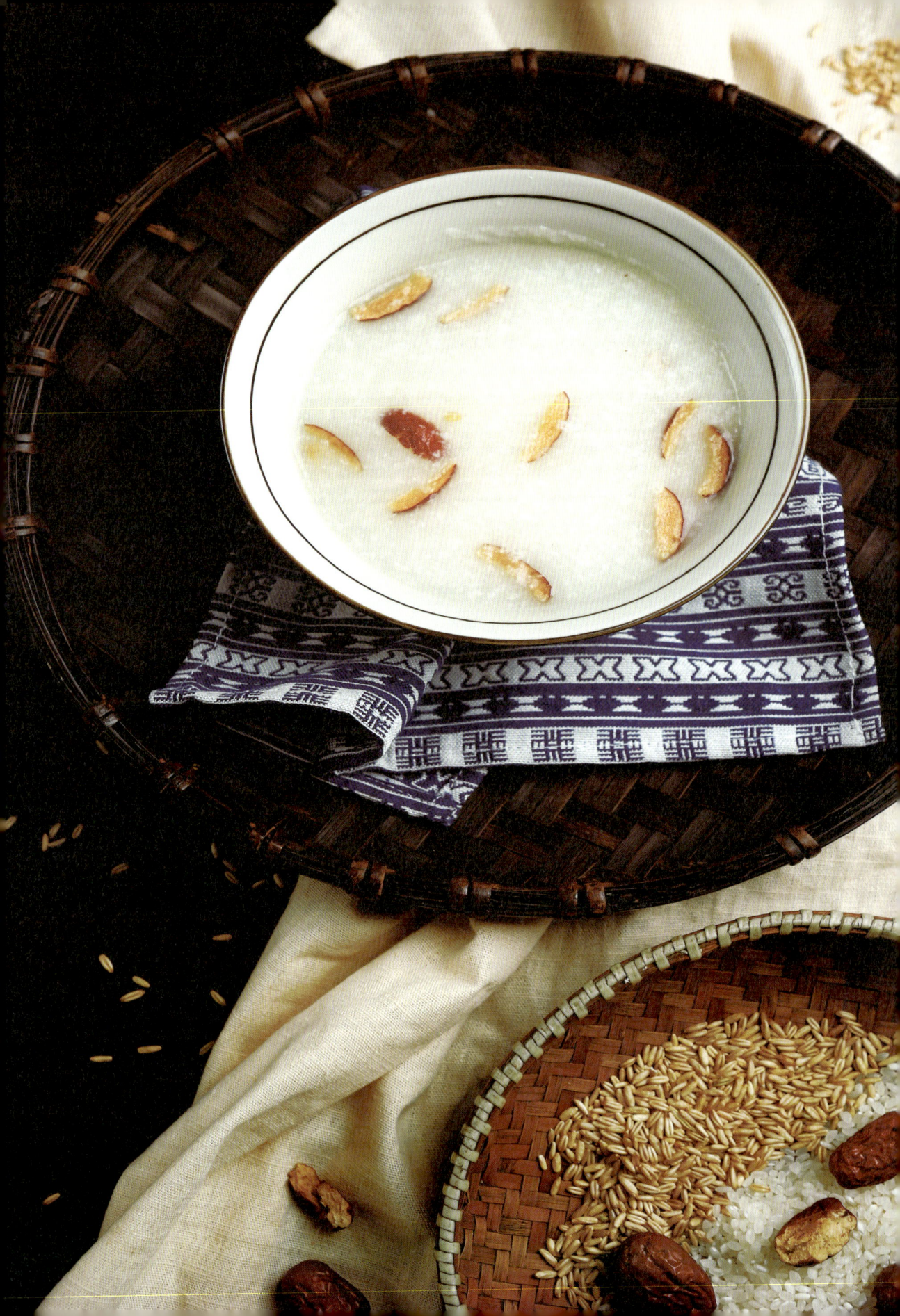

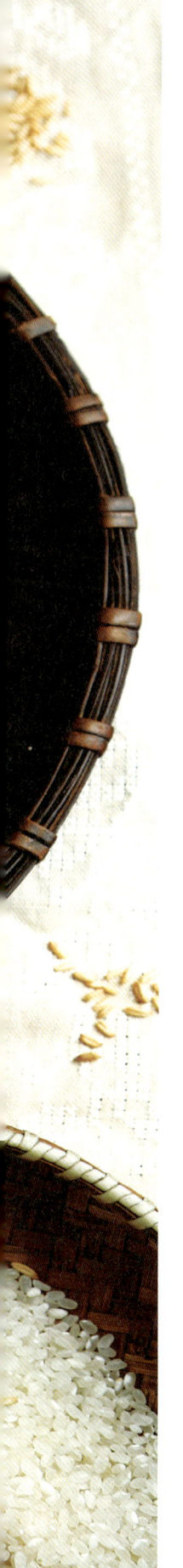

糯米小麦粥

口味	甘甜
分量	3人量
厨艺	煲
厨具	瓦煲

糯米

小麦

材料

糯米50克，小麦50克，红枣2颗。

做法

❋ 红枣去核切丝。

❋ 煲内加入清水煮沸，放入糯米及小麦，慢火煲50分钟，最后放入红枣丝，用红糖或食盐调味即可。

专家点评

糯米是家庭经常食用的粮食之一，因其香糯黏滑，常被用以制成风味小吃，深受大家喜爱。其味甘，性温，具有补中益气、健脾养胃、止虚汗的功效。搭配养心宁神、除烦敛汗的小麦和益气养血的红枣，特别适合因脾胃气虚而导致出大汗的小儿。

小贴士：

糯米不宜过多食用，容易引起积食。

烦热

烦热是指烦闷、不安、潮热的症状，并非真正的发热，常见于在外感发热的热退之后，长期熬夜、透支、久病、更年期的人群。

外感热退后

常伴有咳嗽、咯痰、鼻塞、流涕等外感症状，以及纳差、胸闷、恶心、肠鸣等胃肠不适，需要解表、除烦、和胃、理气，饮食宜清淡、易消化。（荐：淡豆豉、葱白豆豉粉葛汤）

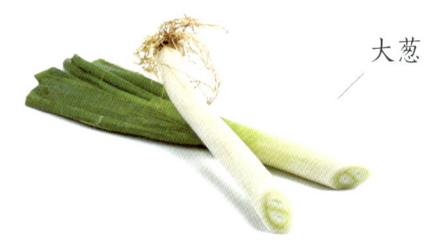

大葱

阴　虚

多因长期熬夜、透支或在更年期、久病后出现，常伴有手足心热、身热汗出、头昏心烦、口干咽干、易于上火等不适，需要清润、生津、降火。（荐：牡蛎肉*、蚝豉淡菜黄豆煲节瓜）

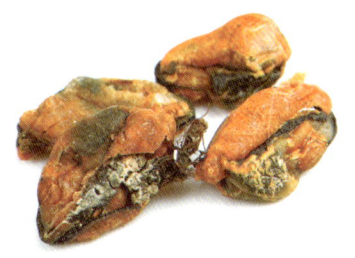

淡菜

*本书中指蚝豉。

葱白豆豉粉葛汤

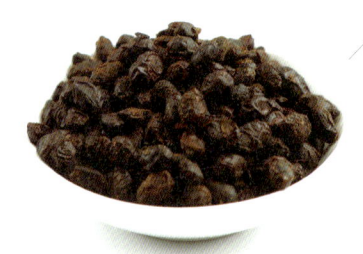

淡豆豉

厨具
厨艺
分量
口味

瓦煲
煲
1人量
辛香、微酸

材料

葱白80克，淡豆豉50克，粉葛150克，食盐适量。

做法

- 葱白切段，淡豆豉用纱布袋装好，粉葛切块。
- 所有食材一起放入瓦煲内，加800毫升清水煮沸后转小火煲30分钟，最后浓煎剩1碗量（约250毫升）即可。

专家点评

淡豆豉味甘、辛，性凉，有解表除烦、和胃理气的作用。葱白味辛，性温，有发汗解表、散寒通阳的功效。搭配味甘、辛，性凉，能解肌清热的粉葛，本汤水能起到解表、和胃、清热除烦的功效，对于外感后余热未清，见烦热、体倦乏力、口干纳差之症的人群十分合适。

粉葛

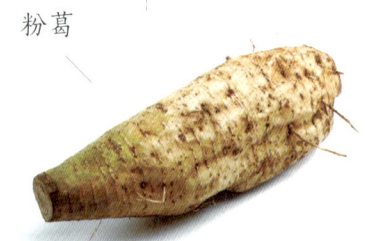

材料

猪骨500g（选择排骨和小腿骨较佳或直接在菜市场选购咸猪骨），蚝豉8个，淡菜8个，黄豆100克，节瓜1个，生姜3片，食盐适量。

做法

- 猪骨焯水后用食盐腌制1天（可以放在冰箱中，再用清水清洗备用）；蚝豉和淡菜用温水泡开；节瓜切块。
- 煲内加入适量清水煮沸，放入猪骨、蚝豉、淡菜、黄豆、生姜，小火煲45分钟，再放入节瓜煲淋，调味即可。

蚝豉

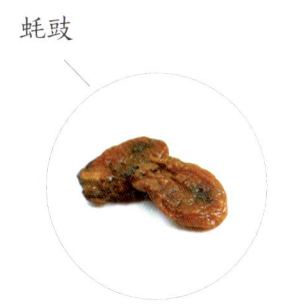

阴虚

蚝豉淡菜黄豆煲节瓜

厨具	厨艺	分量	口味
汤煲	煲	2～3人量	清甜

黄豆

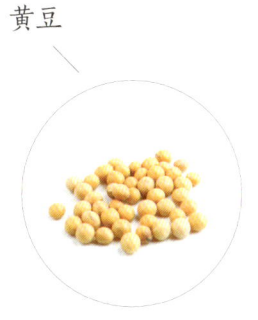

点评专家

蚝豉味咸，性微寒，归肝经、胆经、肾经，可养阴降火而补肾。淡菜味咸，性温，具有补肝肾、益精血、祛虚火的作用。黄豆能宽中下气、利大肠、消水肿毒，具有补脾益气、消热解毒的功效，是食疗佳品。节瓜味甘，性平，能生津、止渴、解暑湿、健脾胃。加上生姜温中、和胃、去腥味。整个汤鲜甜可口之余能清润降火，对于平素自觉烦热不宁、潮热盗汗、易于上火的人士十分合适，也适合大众暑天保健饮用。

失眠

阴虚火旺型

常发生在更年期前后，表现为潮热盗汗、心烦。
（荐：百合、三鲜固本汤）

肝郁型

常见于平素工作生活压力较大的人群，表现为思虑过多、胸胁胀满。（荐：桂花、香花茶）

枸杞子

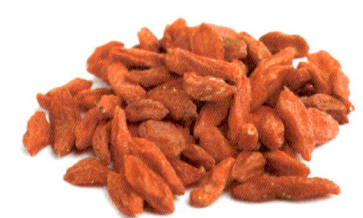

气血不足型

常因过度劳累、熬夜、术后、产后或年纪增长而身体虚弱导致，表现为容易心悸心慌、手足不温、少气懒言。（荐：人参须、参须红莲乌鸡汤）

虚烦型

这类人群寒热错杂、上热下寒，往往既有火旺、情绪烦躁不安、入睡困难的表现，但也有气血不足、心悸、疲倦乏力的表现。（荐：茯神、补血安神茶）

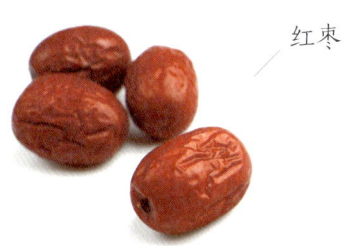

红枣

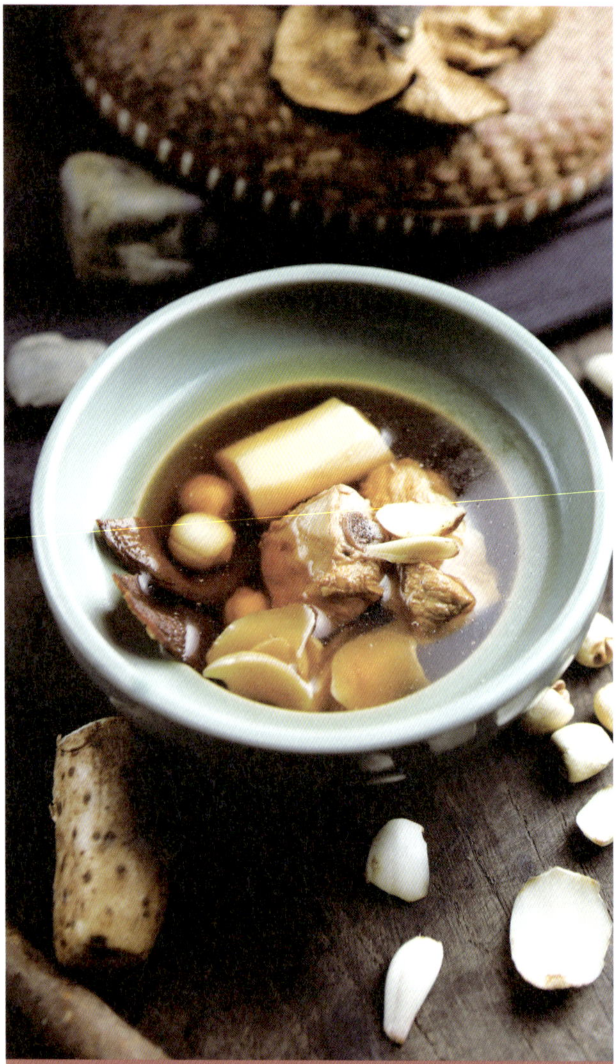

鲜百合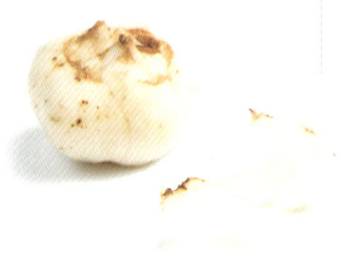

材料

　　猪排骨300克，鲜山药150克，鲜莲子100克，鲜百合2~3个，陈皮1瓣，食盐适量。

做法

- 材料洗净，鲜山药切块；猪排骨斩块，洗净后焯水。
- 煲内加适量清水煮沸，放入所有食材，慢火煲1.5小时，调味即可。

专家点评

　　百合，润肺美肤之余尚能宁心安神。山药，性涩，相当于给身体筑了一道屏障，故能涩精气、健脾止泻。莲子，《本草备要》载："（性）甘温而涩，（能）补脾，涩肠，固精。"其与山药搭配则相得益彰，能更好地发挥补益与固摄的功效。本汤品能滋阴健脾且安神，既有益于更年期女性又有助于脾胃虚弱的人群，能缓解心烦失眠、潮热盗汗、胃纳不佳、便溏等不适。

阴虚火旺型

三鲜固本汤

厨具　瓦煲
厨艺　煲
分量　2~3人量
口味　清香

香花茶

肝郁型

厨具	厨艺	分量	口味
茶壶	泡	2~3人量	清香

桂花

蜂蜜

材料

代代花2克，菊花2朵，桂花1克，洛神花3朵，枸杞子15颗，蜂蜜适量。

做法

❀ 材料洗净，放入茶壶中，用热水焗泡10分钟，可根据个人口味加适量蜂蜜调味。

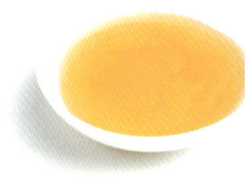

专家点评

桂花润泽肌肤，提神悦心；代代花行气；菊花则清肝明目；洛神花能改善疲劳与睡眠；枸杞子补血养肝明目。五物搭配泡茶，香气宜人，能养血、明目、解郁、安神，特别适合平素思虑过多的失眠人群。

莲子

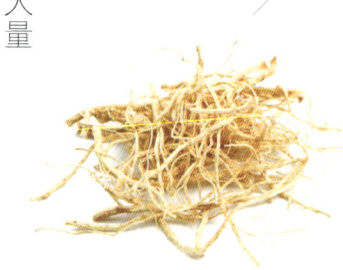

参须红莲乌鸡汤

❀ 气血不足型 ❀

口味	清香
分量	2～3人量
厨艺	煲
厨具	瓦煲

人参须

材料

乌鸡半只，人参须30克，莲子60克，红枣（去核）3颗，食盐适量。

做法

❀ 乌鸡斩块洗净，焯水备用。

❀ 煲中加水煮沸，放入所有食材，大火烧开转小火煲1.5小时，调味即可。

【专家点评】

人参须味甘、苦，性平，能益气、生津、止渴。莲子味甘、涩，性平，能补脾止泻、益肾固精、养心安神。搭配红枣益气补血，乌鸡补虚劳羸弱，养血益精。整个汤膳性质平和，特别适合气血不足的失眠人士饮用，大众人群亦可作为保健食用。

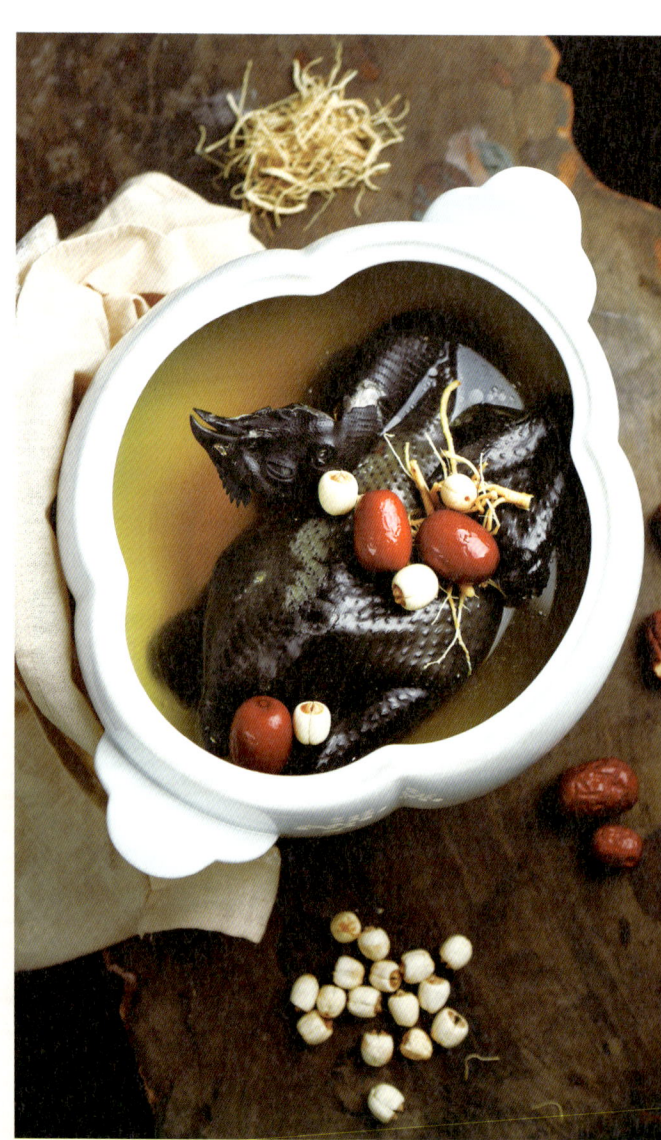

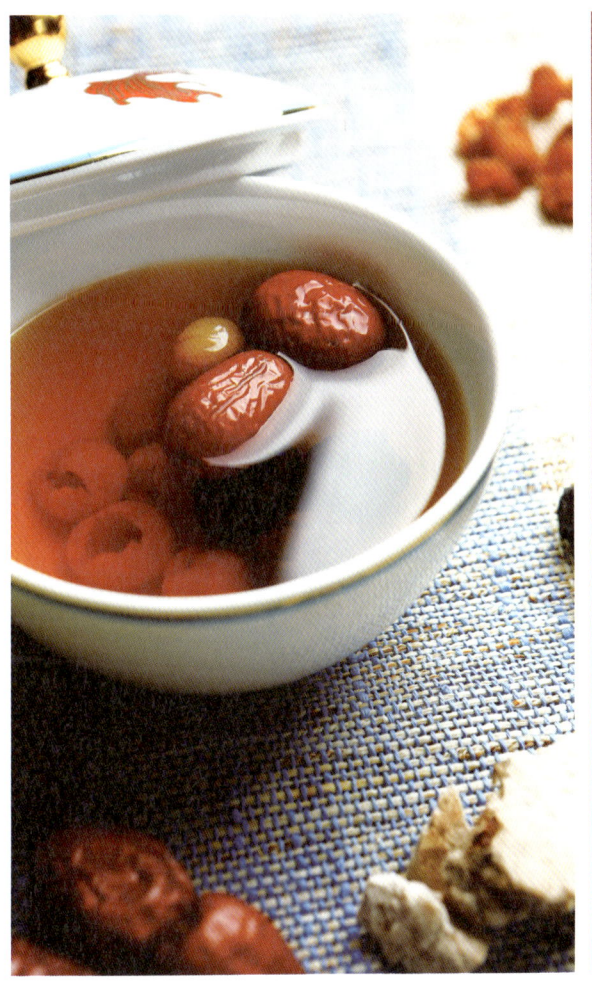

补血安神茶

口味　甘甜

分量　2～3人量

厨艺　煮

厨具　煮锅

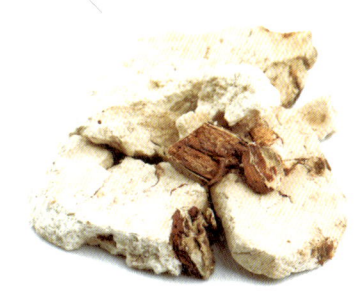

茯神

材料

鲜龙眼肉15颗，茯神15克，乌梅2颗，红枣（去核）5颗。

做法

⊕ 向锅内加入适量清水煮沸，放入上述材料煮20分钟即可。

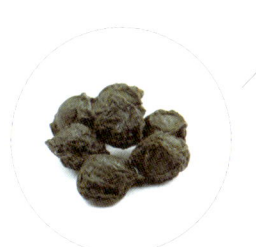

乌梅

专家点评

茯神是茯苓菌核中间天然抱有松根的白色部分，祛湿的功能较茯苓弱，但宁心安神的功能更强。龙眼肉益气补血、安神定志。红枣补中益气、养血安神。乌梅收而不涩、酸甘化阴，能生津液、消食积。这个茶品特别适合心中烦躁不安、入睡困难的人群，可收敛神气，使神志安宁、情绪安定，也适合大众保健食用。

口干口苦

❧ 阴 虚 ❧

会伴随着手足心热、潮热盗汗。（荐：人参叶、人参叶煲水鸭）

❧ 实 热 ❧

伴随眼睛干涩、口气较重。（荐：苦瓜、高汤浸苦瓜）

芡实

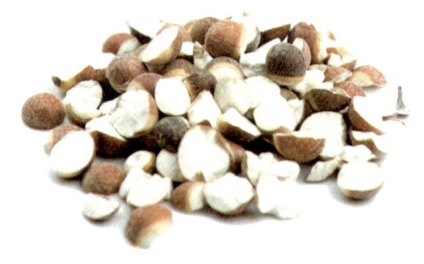

燥 邪

伴随小便短少、大便干结。（荐：菊花、甘蔗菊花饮）

湿热蕴蒸

一般伴随面部皮肤油腻、暗疮较多。（荐：薏米、芡实薏米陈皮煲老鸭）

夏暑太过

口舌生疮、心烦气躁兼杂出现。（荐：无棱丝瓜*、无棱丝瓜煮白贝）

* 两广地区，人们一般将无棱丝瓜叫作水瓜。

人参叶煲水鸭

人参叶

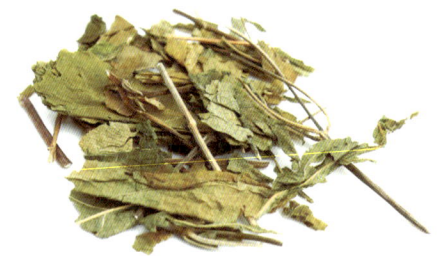

厨具	厨艺	分量	口味
汤煲	煲	3人量	清鲜

材料

水鸭半只，人参叶50克，生姜3片，陈皮1瓣，食盐适量。

做法

❀ 水鸭洗净斩块，焯水备用。

❀ 汤煲内加入适量清水煮沸后，加入所有材料，小火煲1.5小时，调味即可。

专家点评

人参叶味苦、甘，性寒，据《本草纲目拾遗》记载，具有清肺、止渴、生津润燥、益肺和肝、培补元气的功效。人参叶搭配水鸭煮汤，再加上温中散寒的生姜、健脾理气的陈皮，调和了人参叶和水鸭的寒性。此汤品清补效果非常好，是气阴两虚人士的进补佳品，尤其适合口干口苦、潮热盗汗、易感冒干咳的人士食用。

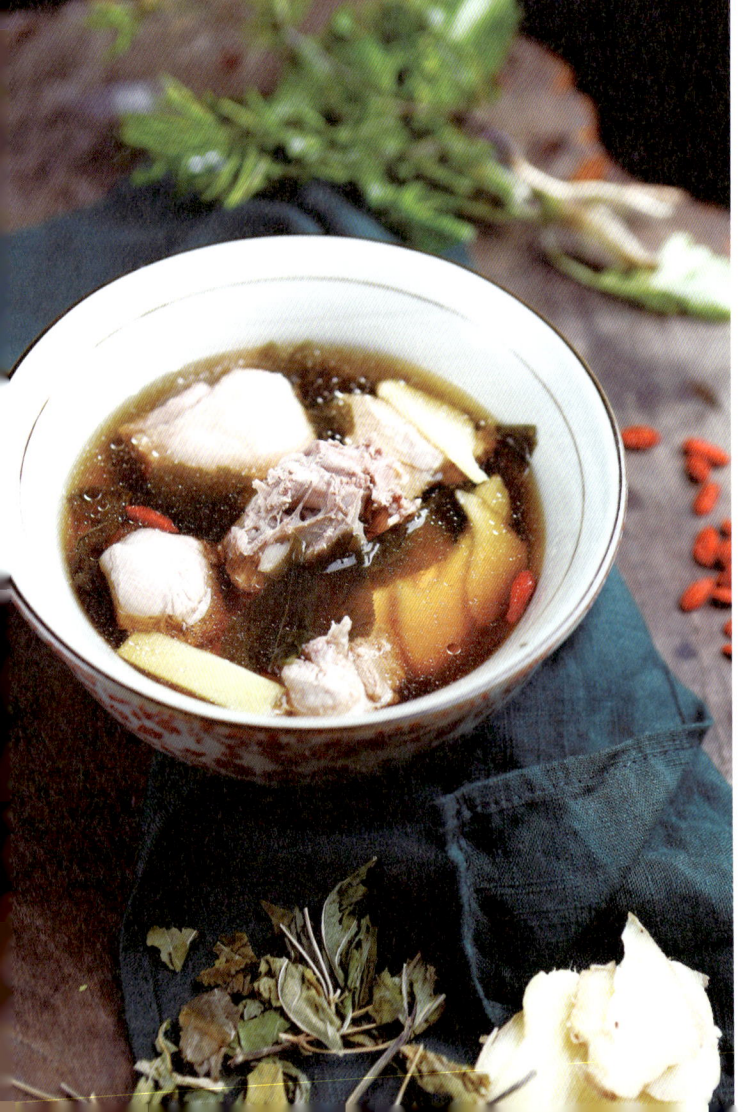

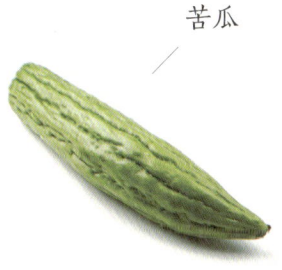

苦瓜

材料

猪脊骨300克，瑶柱（干贝）50克，苦瓜2个，生姜5片，食盐适量。

做法

- ❀ 苦瓜洗净，纵向切薄片，用食盐腌制半小时，再用清水洗去苦味备用。
- ❀ 猪脊骨斩块焯水，同瑶柱、生姜一起放入煲内，加清水熬汤1小时煲成高汤。
- ❀ 将苦瓜片放入汤内白灼至刚熟，调味即可。食用时苦瓜片可适当蘸芥末等其他配料。

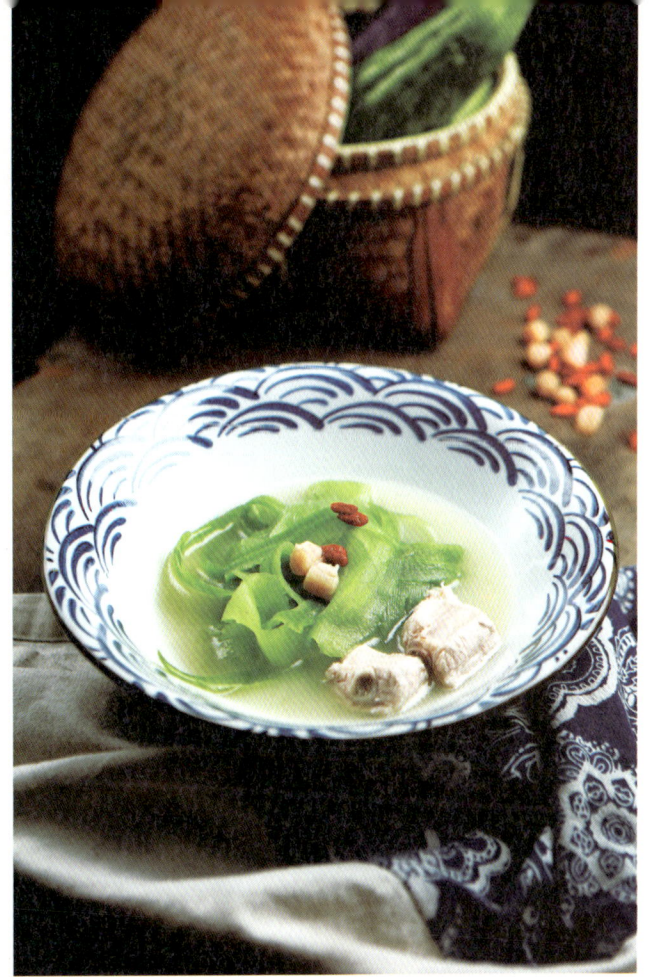

专家点评

猪脊骨能补中益气、养血健骨，搭配具有清热消暑、清肝明目作用的夏季食材苦瓜，特别适合易上火而见口干口苦、眼目容易干涩充血症状的人群保健食用。

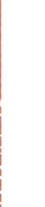

高汤浸苦瓜

实热

厨具	厨艺	分量	口味
汤煲	煲、浸煮	3人量	浓郁

瑶柱

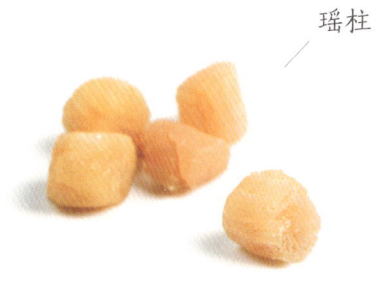

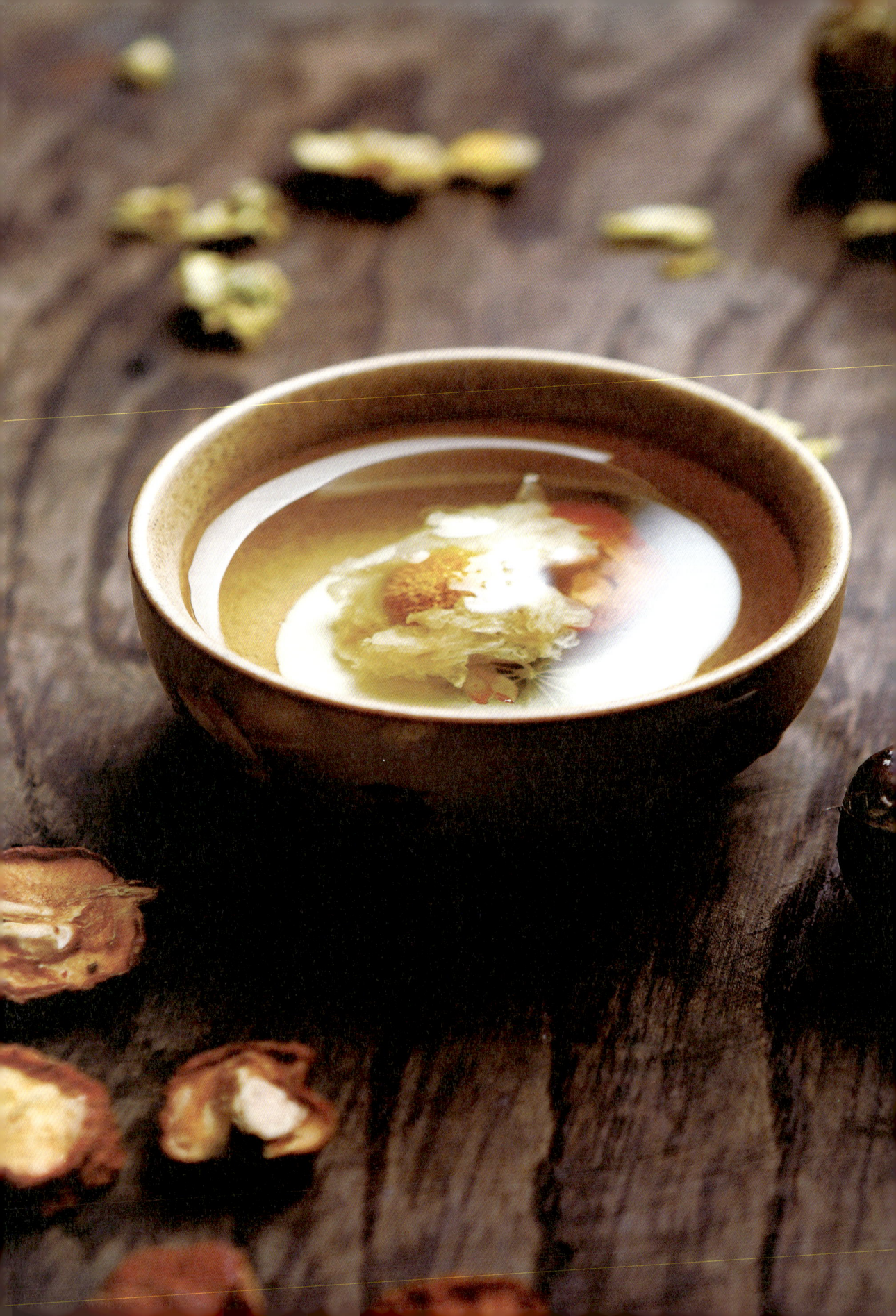

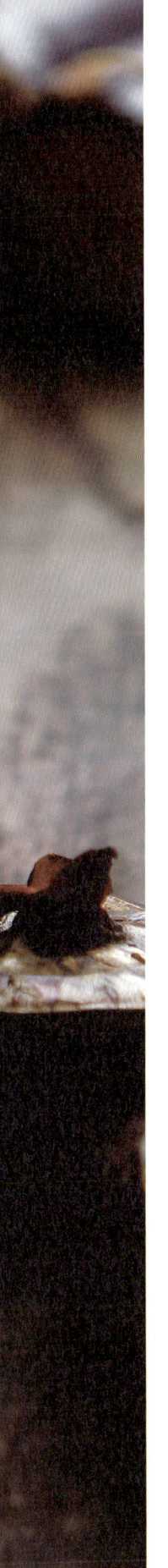

燥邪

甘蔗菊花饮

厨具	厨艺	分量	口味
煮锅	煮	3人量	清甜

菊花

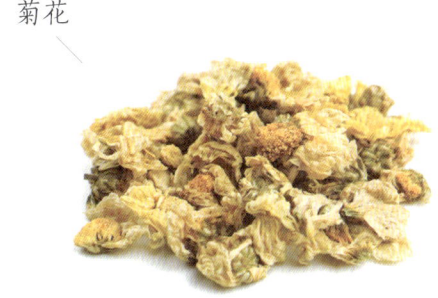

材料

甘蔗500克，山楂30克，菊花10克，马蹄5个。

做法

❋ 马蹄去皮；甘蔗斩成条状；菊花洗净后用温水浸泡。

❋ 锅内加入适量清水，放入甘蔗、山楂及马蹄，大火烧开转小火煮30分钟，去渣，最后放入菊花即可。

专家点评

　　甘蔗有解热止渴、生津润燥、利尿滋阴的功效，而且因为含糖较多，能为机体迅速补充足够的能量，有较好的消除疲劳作用。搭配具有健脾开胃、消食化滞的山楂，润肺化痰、清热生津的马蹄，以及疏散风热、清肝明月的菊花，本茶饮特别适合口干口渴、小便短少、大便干结的人士饮用。

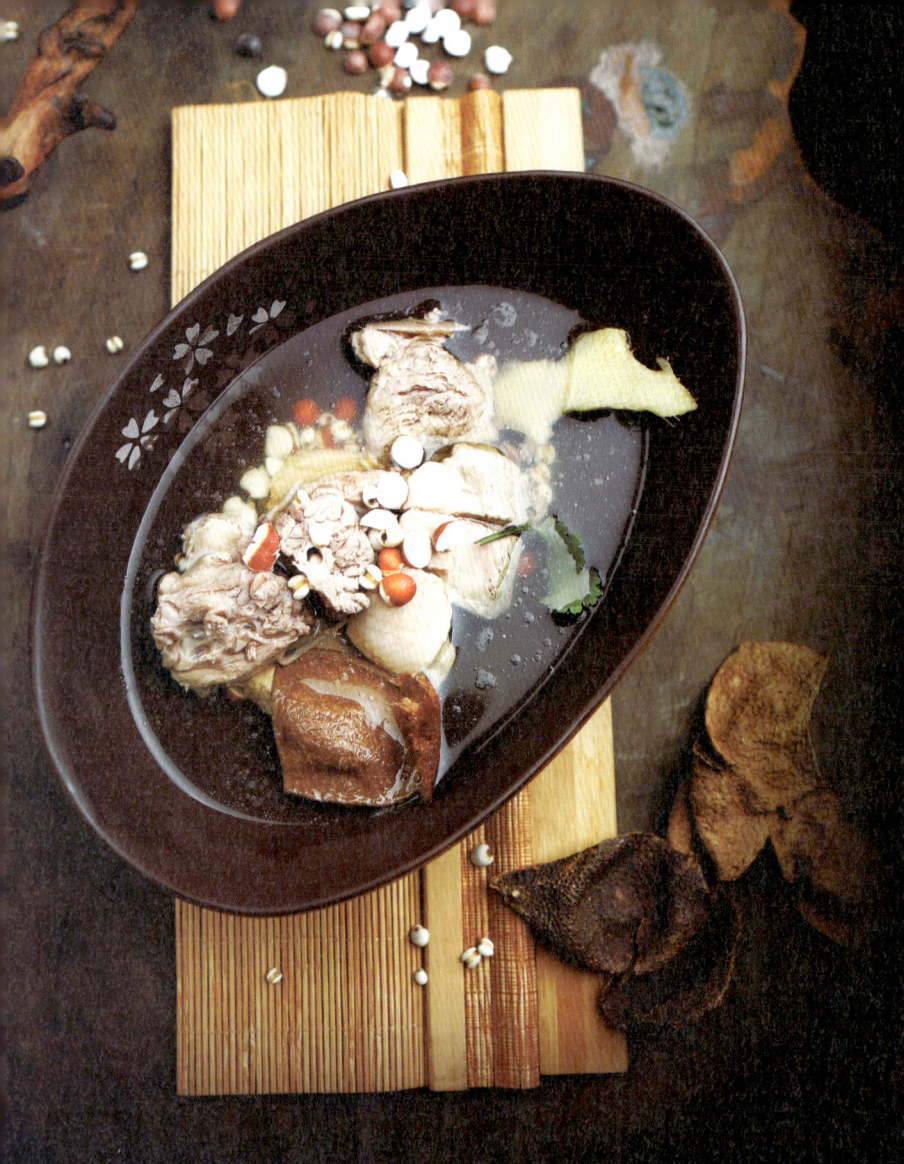

芡实薏米陈皮煲老鸭

湿热蕴蒸

口味	分量	厨艺	厨具
清甜	3人量	煲	汤煲

材料

老鸭300克，芡实、薏米各30克，陈皮1瓣，生姜5片，食盐适量。

做法

- 老鸭斩块洗净焯水。
- 煲内放入所有食材，加适量清水煮沸后，改小火煲1.5小时，调味即可。

专家点评

《食疗本草》上说鸭能"滋五脏之阴，清虚劳之热，补血行水，养胃生津，止咳息惊"，祛湿之余还能清补五脏。薏米祛湿又可健脾、清热。芡实有补中益气、提神强志的功效。搭配陈皮，整个汤品能达到益脾养胃、健脾利水的功效，可谓消中有补、补中有消，是健脾、清热、祛湿的食疗佳品。其特别适合湿热较重出现口干口苦、面部油腻、暗疮较多等症状的人士调理食用。

无棱丝瓜煮白贝

厨具	厨艺	分量	口味
炒锅	炒、煮	3人量	鲜甜

白贝

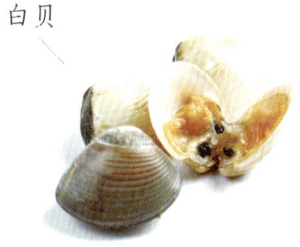

材料

白贝300克，无棱丝瓜1个（约150克），生姜5片，花生油、胡椒粉、食盐适量。

生姜

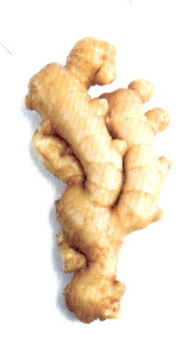

做法

- 材料洗净，无棱丝瓜去皮切成小块。
- 热油起锅，爆香生姜，放入无棱丝瓜、白贝和适量清水，再加入少量胡椒粉，煮到白贝开口，调味即可。

【专家点评】

无棱丝瓜味甘，性凉，具有消热化痰、除烦、通经活络等功效。白贝清热利尿、祛火除湿。生姜、胡椒粉温中和胃，可去除白贝腥味，还能平衡食物的寒性。几物同煮，鲜甜下火、化痰利尿，适合大众在天气炎热自觉口干口苦、口舌生疮、心烦气躁时保健食用。

气逆气短

肺主气而司呼吸，脾肾协同。气逆气短，均是气机失常的表现，气逆者多有自觉短气，因此并称。病性属实证者，多为外邪、痰浊等所致；病性属虚证者，多由肺、脾、肾虚损引起。

风寒

会以气逆气短、咳嗽、痰稀色白为表现，伴恶寒发热、鼻塞流清涕、头身疼痛、无汗等症。（荐：咸金橘）

风热

以气逆气短、咳嗽、痰稠色黄为表现，伴发热、微恶风寒、鼻塞流浊涕、口干微渴、咽喉肿痛等症。（荐：桑叶、鸡汤桑叶）

痰湿

以气逆气短、咳嗽为表现，伴痰多色白、胸闷等症。（荐：陈皮、三老清汤）

脾肺气虚

以气逆气短、咳嗽为表现，伴食少、腹胀、便溏、语声低微等症。（荐：黄芪，药膳鸡）

肾不纳气

以气逆气短、呼多吸少、动则尤甚为表现，伴腰膝酸软、自汗神疲等症。（荐：白果、白玉汤）

白萝卜干

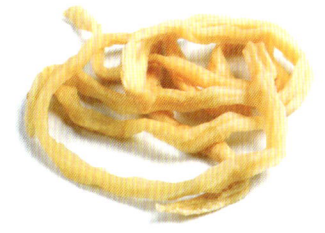

咸金橘

厨具	厨艺	分量	口味
密封罐	腌制	多人量	咸、甘

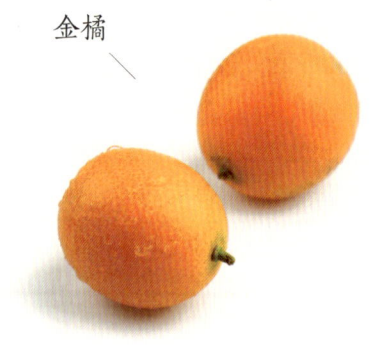

金橘

材料

金橘500克，粗盐250克，食盐1小匙，生姜数片。

做法

- 锅里放一锅凉水，放入1小匙食盐，再把洗干净的金橘放进去。
- 盖上盖子，开火，待水开后立即关火，捞出金橘沥干水分，摊开放凉。
- 待金橘凉透后，拿到通风透气、阳光充足的地方晒干，要把金橘表面晒得发皱，水分散得差不多为宜，然后用牙签在晒好后的金橘上扎些洞。
- 在粗盐中加入生姜混匀，然后一层金橘一层粗盐，反复摞起来密封，放在阴凉干燥处腌制1个月即可。

专家点评

金橘性温，具有理气化痰的功效，用盐腌制，咸味入肾，具有引火下行的作用，尤其适用于感冒初起的咽喉疼痛，另外对于风寒感冒引起的咳嗽、痰白、咽痒也有不错的疗效。

小贴士：

◎ 用法：可用1~2个咸金橘泡水喝，少量多次地缓缓吞咽。

◎ 金橘的颜色会随着时间变深，年月越长，药效越佳，但注意不宜冰箱冷藏，这样会凝结水汽而霉变。

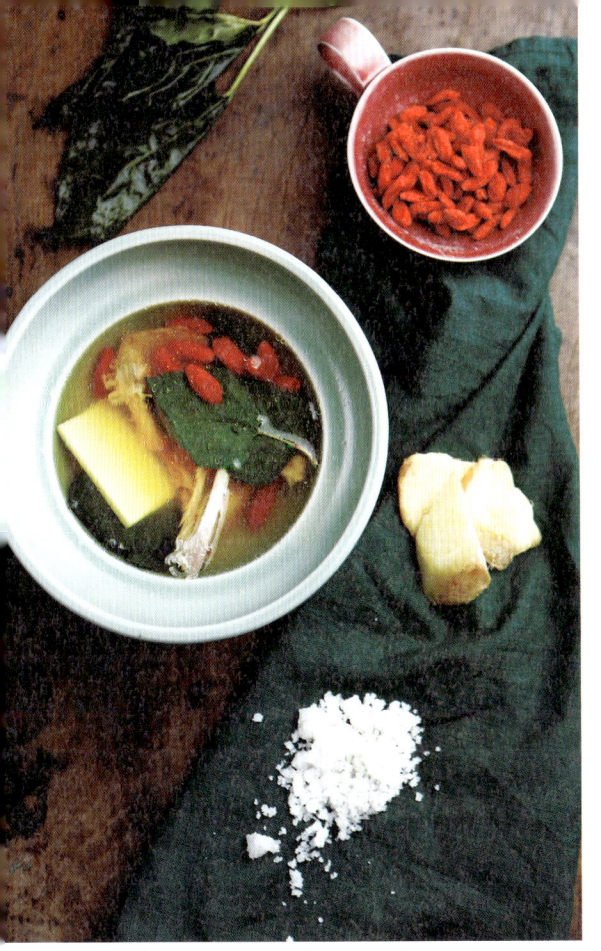

鸡汤桑叶

风热

口味	分量	厨艺	厨具
鲜甜	2~3人量	煮	汤锅

专家点评

鸡骨架脂肪含量相对较少，汤煮出来没有那么香，但味道更清澈。桑叶味甘，性寒，具有疏散风热、清肺润燥、平肝明目的功效。现代医学认为，桑叶具有控制血糖、血脂及血压的作用。汤品营养丰富、鲜甜美味，尤其适合气短气逆兼有外感风热表证的人群食用。

材料

鸡骨架1副，鲜桑叶250克，枸杞子15克，生姜5片，食盐适量。

做法

- 锅里加入适量清水煮沸，放入鸡骨架及生姜煮1小时熬成鸡汤底。
- 捞出鸡骨架，放入鲜桑叶，煮2~3分钟，最后放入枸杞子，调味即可。

鲜桑叶

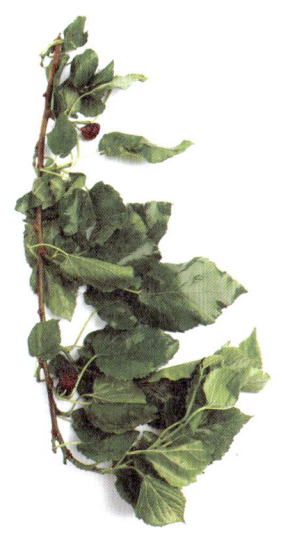

生姜

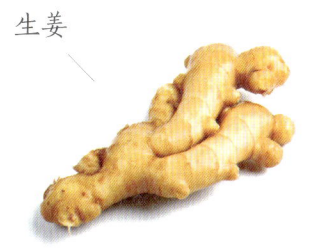

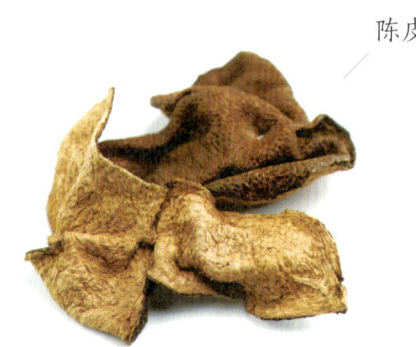

陈皮

痰湿

三老清汤

厨具 汤煲

厨艺 煲

分量 3人量

口味 甘、咸、微辣

材料

陈皮1瓣（10年以上），白萝卜1个，白萝卜干20克，老生姜5片，胡椒粉适量。

做法

- 白萝卜切块稍爆炒。
- 煲内加入适量清水煮沸，放入所有材料，慢火煲40分钟，调味即可。

【专家点评】

陈皮，《本草备要》载："（能）健脾顺气，调中快膈，导滞消痰。"以岭南新会产者为正宗，有"一两陈皮，一两金；十年陈皮，赛人参"的美誉。搭配有下气消食功效的鲜、干品萝卜，煲一锅能"清肠刮油"的靓汤。其有助于改善咽喉不适、痰多痰黏、脘腹胀满、嗳气频繁等气逆不适，尤其适合饮食无节、"三高"、脂肪肝、超重人士食用。

小贴士

正在服用人参者不推荐；不建议频食。

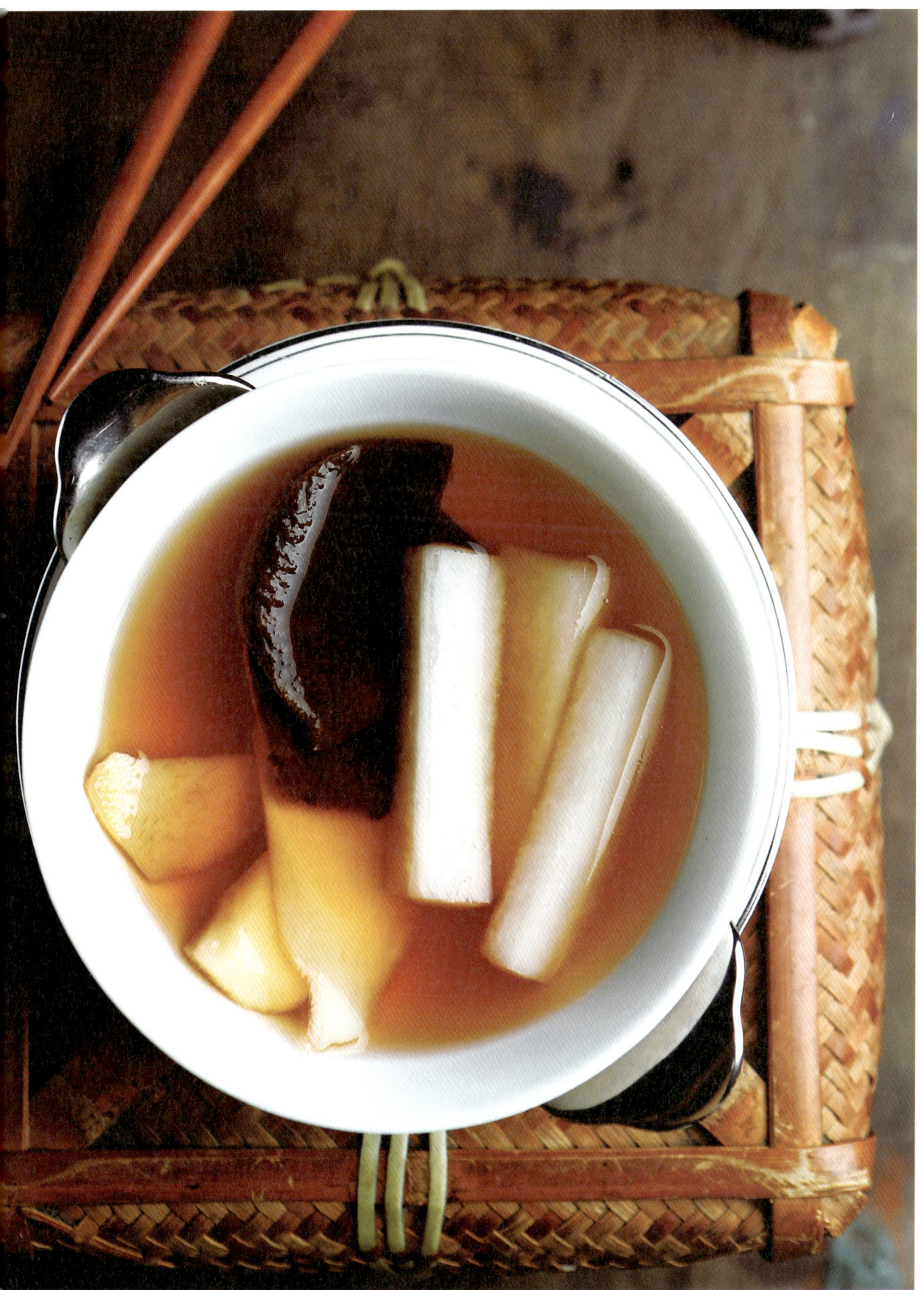

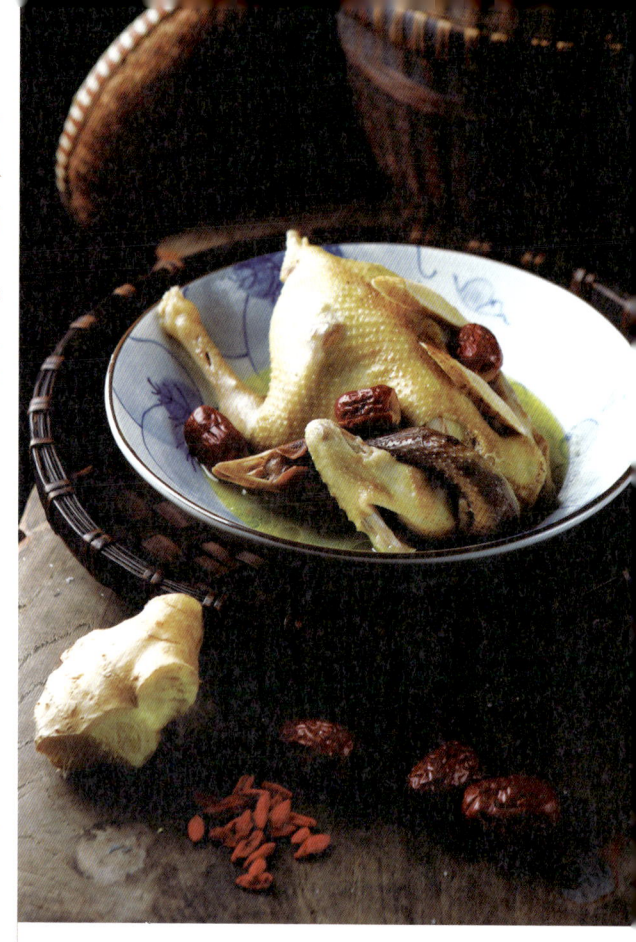

脾肺气虚

药膳鸡

厨具	厨艺	分量	口味
蒸锅	蒸	2~3人量	清甜

黄芪

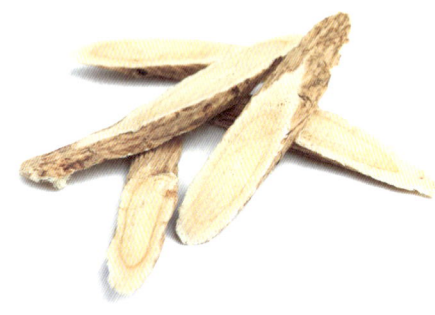

材料

鸡1只，黄芪50克，红枣6颗。

做法

- 鸡去内脏洗净；黄芪清水浸泡20分钟；红枣掰开去核。
- 把药材塞进鸡肚子，隔水清蒸15~20分钟，鸡熟透后斩块盛碟，蘸酱食用即可。

鸡

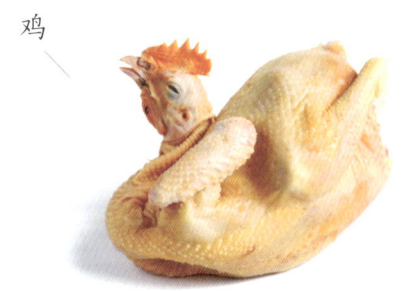

【专家点评】

古代称黄芪（北芪）为"补气诸药之最"，民间也流传着"常喝黄芪汤，防病保健康"的顺口溜。黄芪味甘，性微温。归肺经、脾经、肝经、肾经，具有补虚固表的功效，常用于体衰日久、言语低弱、体虚自汗之人。红枣益气补血，能提高人体免疫力，搭配甘温补虚的鸡肉，尤宜气短气虚、体质虚弱者，大众亦可保健食用。

小贴士：

湿热体质者不宜。

白玉汤

厨具 炒锅、汤锅

厨艺 炒、煮

分量 3人量

口味 甘甜、微苦

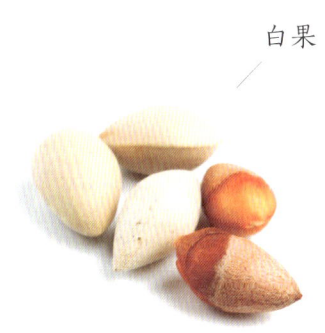

白果

材料

鸡半只，白果15粒，红枣（去核）5颗，玉竹20克，食盐适量。

做法

❀ 先敲打白果的硬壳，再用热锅爆炒一下，取出用清水浸泡，除去硬壳、红衣及果心；鸡斩块焯水备用。

❀ 将鸡放入锅中，加入清水煮30分钟，然后放入白果、玉竹及红枣，再煮30分钟，调味即可。

红枣

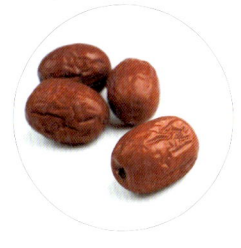

玉竹

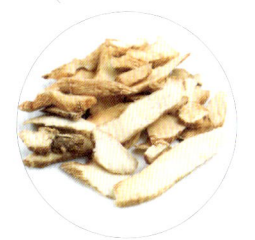

专家点评

白果味甘，性温，能温肺益气、止喘纳气。玉竹味甘，性微寒，归肺经、胃经，具有养阴润燥、除烦止渴的功效。加上红枣益气养血、补益中焦。三物合用，调和气血，纳气平喘，适合平时肺肾两虚而致的咳喘等症状或久病久咳人士，亦适合大众保健食用。

消化不良

小 儿

对于小儿来说，脾胃还没发育成熟，相对而言比较虚弱，而过度的喂养，增加了小儿的脾胃负担，就容易出现消化不良。所以对于小儿的消化不良，健脾消食是很重要的方法。（荐：鸡内金、健脾开胃汤）

老 人

老年人因为生理功能下降，也是脾胃功能比较虚弱的一类人群。而且老年人的咀嚼能力下降了，所以选择的食物最好是软烂且易消化的。（荐：米汤、米汤鱼片）

鲜山药

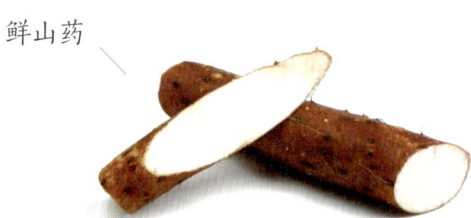

热病瘥后，湿困纳差

发烧过后，消化功能并未完全恢复的阶段，这时候易生痰湿，所以需要温和地祛除痰湿，逐渐恢复脾胃正常的功能。（荐：木棉花、木棉花枸杞蒸排骨）

虚　寒

多表现为进食冷饮冷食后易腹胀、腹泻。（荐：白胡椒、白胡椒煲猪肚汤）

阴　虚

多表现为胃部灼痛、腹胀、少食。（荐：羊肚菌、石斛羊肚菌龙眼肉煲猪瘦肉）

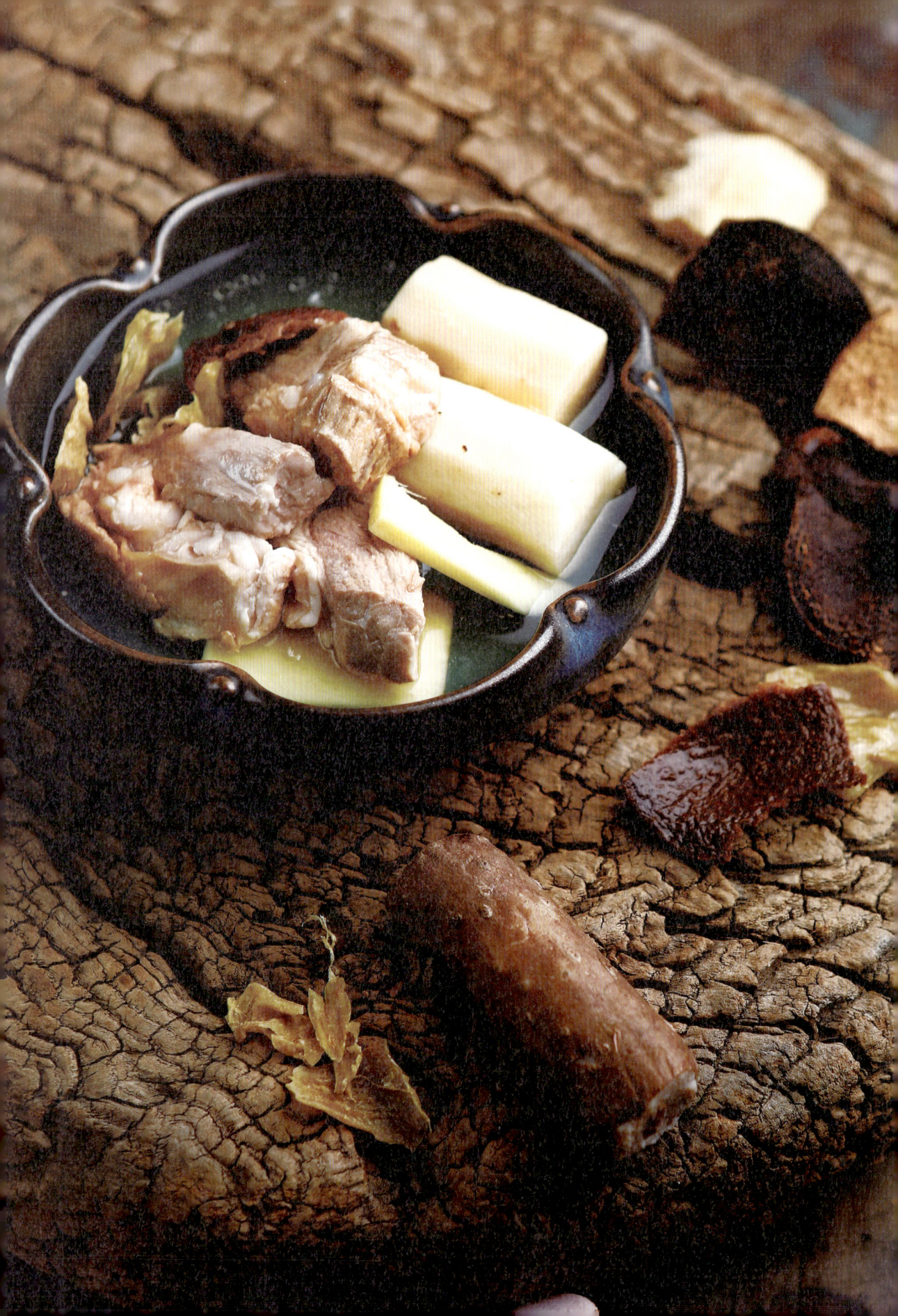

健脾开胃汤

口味　香甜
分量　2～3人量
厨艺　煲
厨具　汤煲

鸡内金

材料

　　猪排骨250克，鲜山药200克，鸡内金15克，陈皮1瓣，食盐适量。

做法

- 猪排骨洗净切块、焯水。
- 把所有材料放入煲内，加入开水大火烧开后，改小火煲1小时，调味即可。

专家点评

　　山药味甘，性平，能健脾补肺、固肾益精，是典型的药食同源之品，对于脾虚食少、久泻不止、肺虚喘咳、肾虚遗精者尤其适宜。肺脾肾虚的人士多兼有食积或痰湿，鸡内金和陈皮均为健运脾胃之品。鸡内金长于消食化积，陈皮长于理气化痰，搭配山药正好相得益彰。此汤品均为平和之品，很适合小儿消化不良时食用。

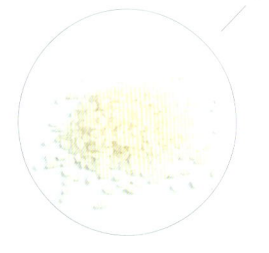
大米

米汤鱼片

老人

口味	清香
分量	3～4人量
厨艺	煮、浸
厨具	瓦锅

材料

鱼片300克，大米200克，生姜5片，葱花、胡椒粉、生粉、花生油、食盐适量。

做法

❀ 生姜切丝；大米加水煮30分钟至米汤变稠，隔渣留汤备用。

❀ 鱼片中加入生粉、花生油、食盐腌制10分钟；把鱼片及生姜丝放入米汤内浸3分钟至鱼片熟，调味即可。

专家点评

广东人最讲究饮食中要"有米气"，而"米气"最有代表性的就是浓浓的米汤，其有补脾、和胃的功效。米汤浸鱼片，不仅让鱼片带有米汤的清淡甘香，还能尽显鱼肉的新鲜及嫩滑。搭配生姜温中和胃，去鱼腥之味。这个菜式美味健康，容易咀嚼，特别适合老人食用。

小贴士

食用时鱼片可适量蘸芥末酱油、辣椒酱、蒜蓉等调味配料。

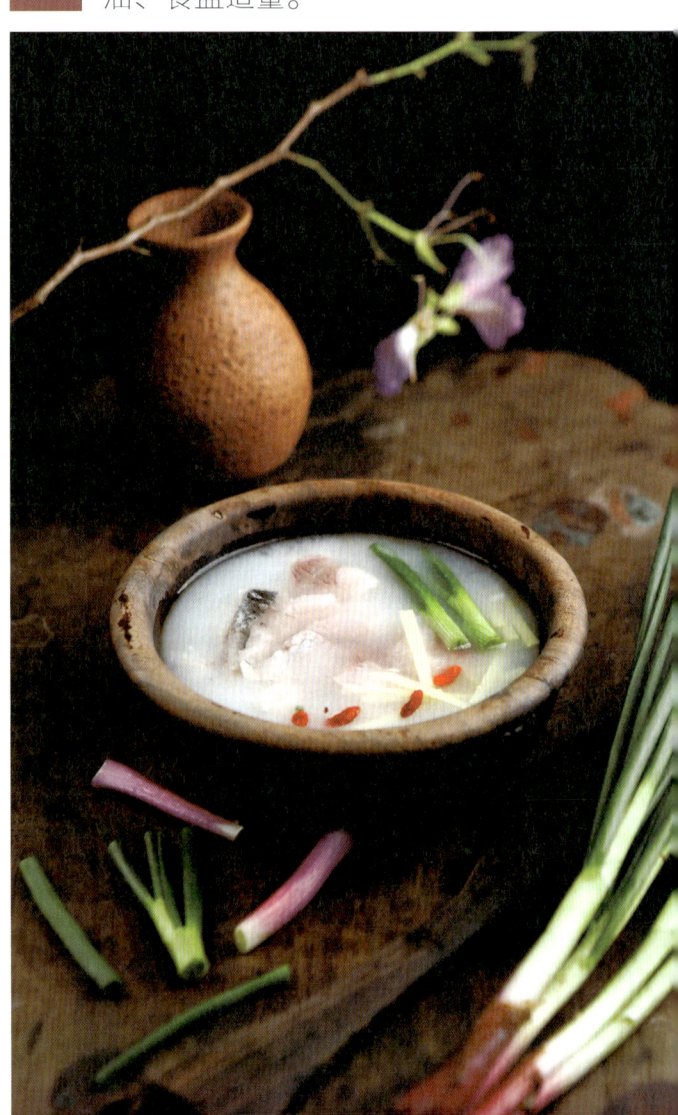

木棉花枸杞蒸排骨

厨具	厨艺	分量	口味
蒸锅	蒸	3人量	鲜香

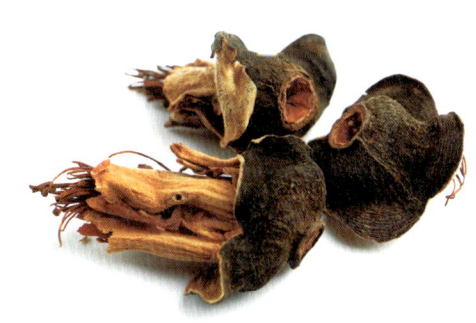

干木棉花

材料

猪排骨300克，干木棉花5朵，陈皮1瓣，生姜3片，枸杞子30颗，生粉、食盐、花生油、料酒少许。

做法

◎ 猪排骨斩件，加生粉、食盐、花生油、料酒腌制20分钟。

◎ 干木棉花、枸杞子热水烫洗2次；木棉花留下花瓣与陈皮、生姜一同切丝备用。

◎ 把木棉花和枸杞子铺在猪排骨上，蒸10~15分钟即可。

专家点评

热病后脾胃受损，易生痰湿，困着难祛，所以在春天适合用木棉花来祛除困着的湿气。木棉花和陈皮同用，一凉一温，相互调和，祛湿效果更好，性味也更平和。枸杞子养肝明目。这个药膳特别适合春季湿闷天气时食用，尤其适合脾虚湿盛、热病瘥后的人群。

103

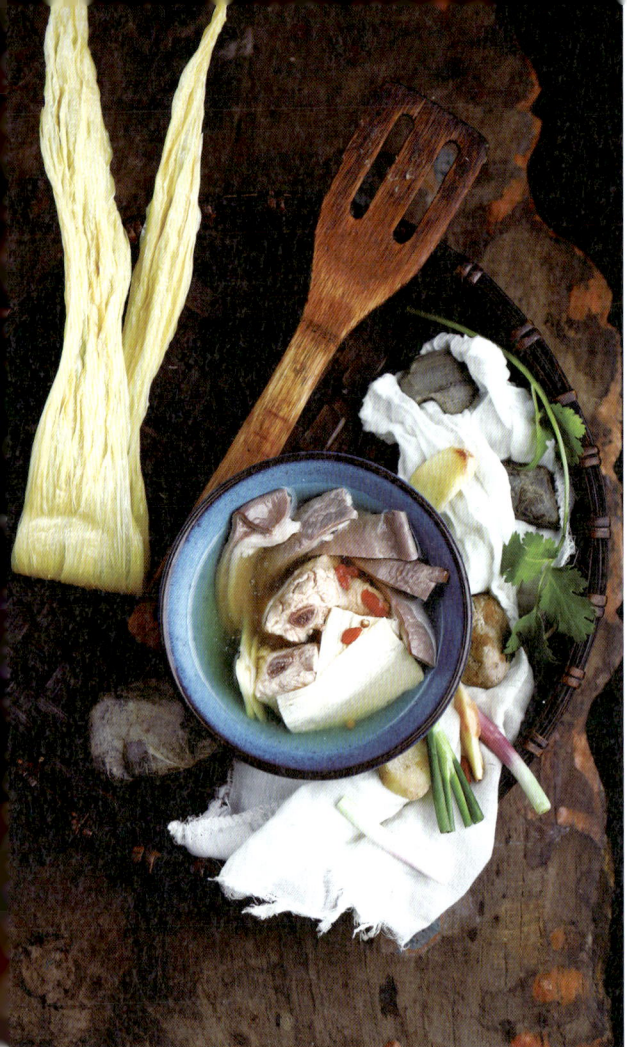

材料

猪排骨150克，猪肚1只，白胡椒30~40粒（小儿食用减量），生姜3片，腐竹30克，食盐、生粉、生抽、白芝麻适量。

做法

- 将猪肚内外翻转，加食盐与生粉反复揉搓3次以上，再用水反复冲洗干净后，焯水备用。
- 把白胡椒打碎，将所有材料放入煲内，加适量开水，小火煲1.5小时，至猪肚酥软，再加食盐调味。
- 将煲好的猪肚切条装盘，再撒上白芝麻，蘸生抽食用即可。同时汤水也可食用。

专家点评

猪肚性温，《本草经疏》曰："猪肚，为补脾之要品。脾胃得补，则中气益，利自止矣……补益脾胃，则精血自生，虚劳自愈。"所以猪肚多适合于胃寒脾虚泄泻的人群食用。汤中白胡椒香辣辛温、温中散寒、醒脾开胃，其气味还能够增进食欲。生姜温中和胃，对胃寒、心腹冷痛、肠鸣腹泻有很好的缓解作用。本药膳其汤可做汤，其肉可做菜，实属一道美味健康的家常菜。本药膳热别适合胃腹冷痛、消化不良、不能耐受寒凉之品的人群食用。

虚寒

口味　辛香

分量　2~3人量

厨艺　煲

厨具　汤煲

白胡椒煲猪肚汤

白胡椒

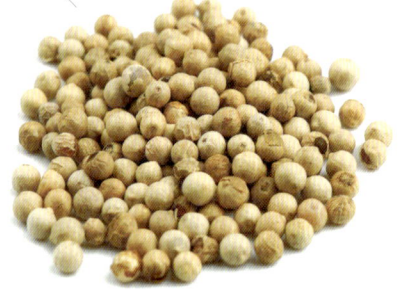

石斛羊肚菌龙眼肉煲猪瘦肉

阴虚

羊肚菌

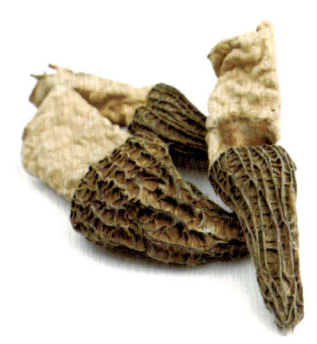

口味 清香

分量 2～3人量

厨艺 煲

厨具 汤煲

材料

猪瘦肉250克，干羊肚菌10个，石斛15克，龙眼肉30克，生姜3片，陈皮1小瓣，食盐适量。

做法

- 羊肚菌稍冲洗，用温水大约泡2小时备用；猪瘦肉洗净焯水。
- 煲内加入适量清水煮沸，把所有材料放入煲内，大火烧开改小火煲1小时，调味即可。

专家点评

本汤益气滋阴、理气健脾、性质平和，适合一家老少食用。石斛甘凉，能益胃生津、滋阴清热；龙眼肉甘温，能补心脾、益气血、健脾胃。两者搭配，调补之余，不温不燥、不寒不凉。陈皮理气和胃，羊肚菌也能消食和胃，有很好的养胃功能。本汤品尤其适合平素消化不良及易胃部反复灼热疼痛的人群食用。

石斛

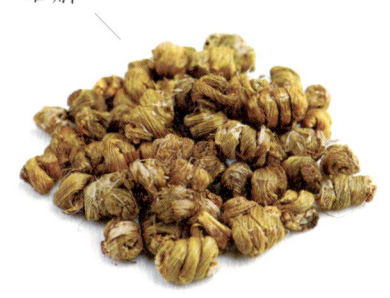

恶心呕吐

日常的恶心呕吐多由风寒、寒邪、湿热、虚寒及湿困引起。调理首要区分虚实。实证呕吐多由风寒、寒邪或湿热等外邪所伤，起病较急，常突然发生，呕吐量多；虚证呕吐，常因脾胃虚寒或湿邪缠绵所致，起病缓慢，呕吐物不多，呕吐无力，常伴有精神萎靡、倦怠乏力等虚弱证候。

实证呕吐

风寒

常伴有怕风、流清涕的感冒症状。（荐：紫苏叶、秘制酱料）

胃寒

常有进食生冷食物的诱因，同时多伴有胸脘满闷的不适感。（荐：高良姜、高良姜粥）

湿热

多因进食不洁食物而起，常见呕吐酸腐、嗳气厌食、得食更甚。（火炭母、火炭母猪横脷汤）

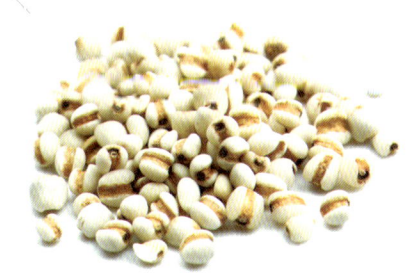

薏米

❀ 虚证呕吐 ❀

❀ **虚寒**

多见口淡不渴、面白少华、倦怠乏力，饮食不慎或稍有劳倦即易发作。（荐：生姜、姜蓉炒饭）

❀ **湿困**

多伴有头眩、心悸、肠鸣，呕吐物多为清水痰涎。（荐：茯苓、薏苓养胃粥）

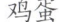

鸡蛋

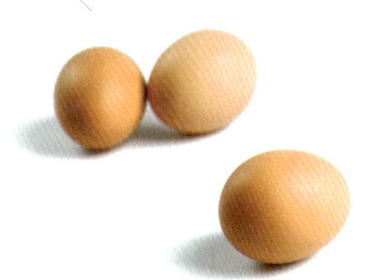

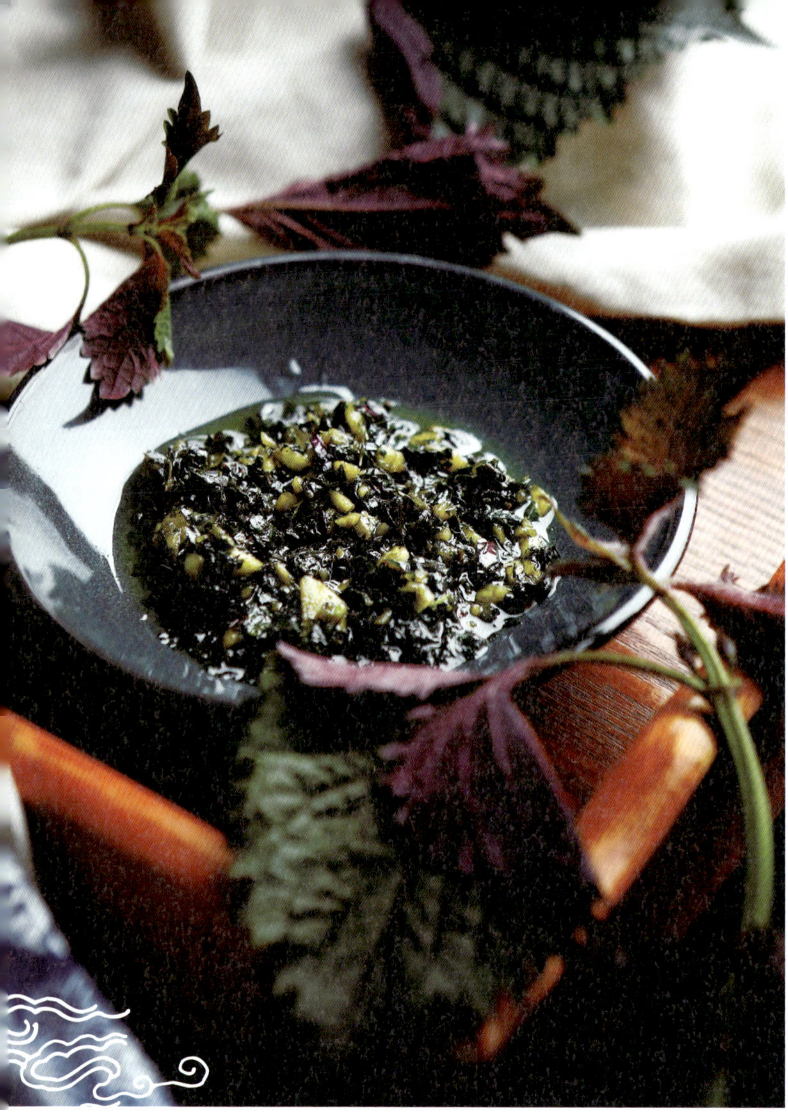

秘制酱料

风寒

口味	浓郁
分量	2～3人量
厨艺	拌
厨具	炒锅

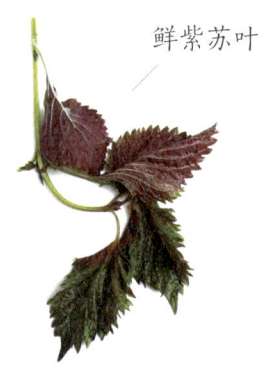

鲜紫苏叶

材料

鲜紫苏叶10片，生姜30克，食盐、花生油适量。

做法

- 将鲜紫苏叶、生姜洗净并切碎，加适量食盐混匀，捣烂。
- 食用前淋上热花生油，即可作为酱料使用。

专家点评

紫苏叶性味辛温，具有发表散寒、理气和胃、安胎的功效。生姜味辛，性微温，能温中止呕、解鱼蟹毒、促进食欲。生姜和紫苏叶同用，香味浓郁之余，止呕效果非常好，特别适合感染风寒及妊娠初期出现恶心欲呕的人士食用，也是适合大众搭配膳食的酱料。

小贴士

喜辛辣者，可加入葱白同制酱料。

高良姜粥

厨具	厨艺	分量	口味
砂锅	煮	3人量	微辛

材料

高良姜10克，大米80~100克，食盐适量。

做法

❖ 将高良姜切碎，放入锅内，加入1500毫升清水煮沸，小火煮20分钟左右，去掉姜渣。

❖ 再放入洗净的大米，煮至大米熟烂，调味即可。

专家点评

高良姜味辛，性热，归脾经、胃经，具有温胃散寒、消食止痛的功效。搭配养胃和胃的大米煮成粥，特别适合进食生冷后出现恶心呕吐、腹痛腹泻、口泛清涎的人群食用，也适合平素腹部冰冷的人。

小贴士

阴虚有热者、胃火旺盛者慎食。

火炭母猪横脷汤

口味 甘、凉

分量 2～3人量

厨艺 煲

厨具 汤煲

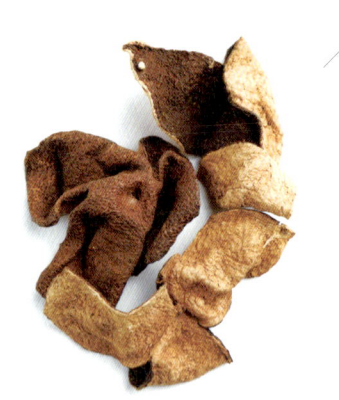

陈皮

材料

猪横脷1～2条，火炭母20克，胡萝卜半根，陈皮1瓣，生姜3片，蜜枣3颗，食盐适量。

做法

✿ 火炭母用清水浸泡约15分钟；猪横脷洗净、焯水；胡萝卜切块。

✿ 所有食材放入煲内，加适量清水大火烧开后转小火煲1小时，调味即可。

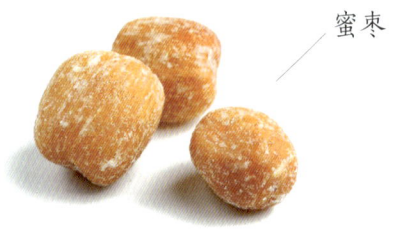

蜜枣

专家点评

火炭母为岭南地区医家常用草药，味微酸、略涩而性凉，具有清热、祛湿、消滞的功效。搭配可辟腥、和胃、补中、运脾的陈皮、胡萝卜、生姜、蜜枣，煲一碗广府靓汤，能改善湿热而引起的恶心呕吐、口黏口臭、腹胀便黏、舌苔厚腻、肢困乏力等不适，也很适合湿热体质的人士平时保健饮用。

小贴士

平素体质虚寒者，酌情多加生姜。

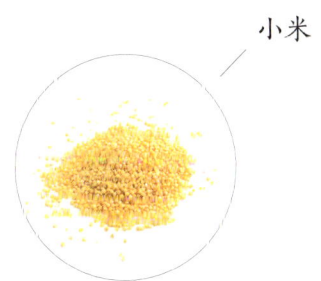

小米

薏苓养胃粥

湿困

口味　甘、淡
分量　2~3人量
厨艺　煲
厨具　汤煲

材料

小米50~100克，茯苓30克，薏米20克，腐竹30克，红枣2颗，生姜3片，食盐适量。

做法

* 红枣去核；腐竹清水浸泡。
* 将茯苓放入锅内，加适量清水煮20分钟，隔去药渣。
* 把剩余所有材料放入锅内，煮沸后改小火煲1小时至小米熟烂，调味即可。

腐竹

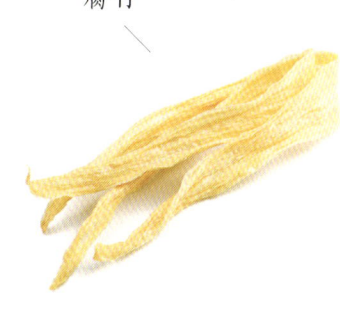

【专家点评】

茯苓味甘、淡，性平，能渗湿利水、健脾和胃、宁心安神。薏米性微寒，具有清热祛湿、健脾止泻的作用。搭配生姜、红枣、小米，做出来的粥品健脾养胃，祛湿而不伤阴，利水而不伤气。其特别适合脾虚湿困而表现为口淡纳差、胸闷呕恶、肠鸣便溏、肢体困重等的人群食用。

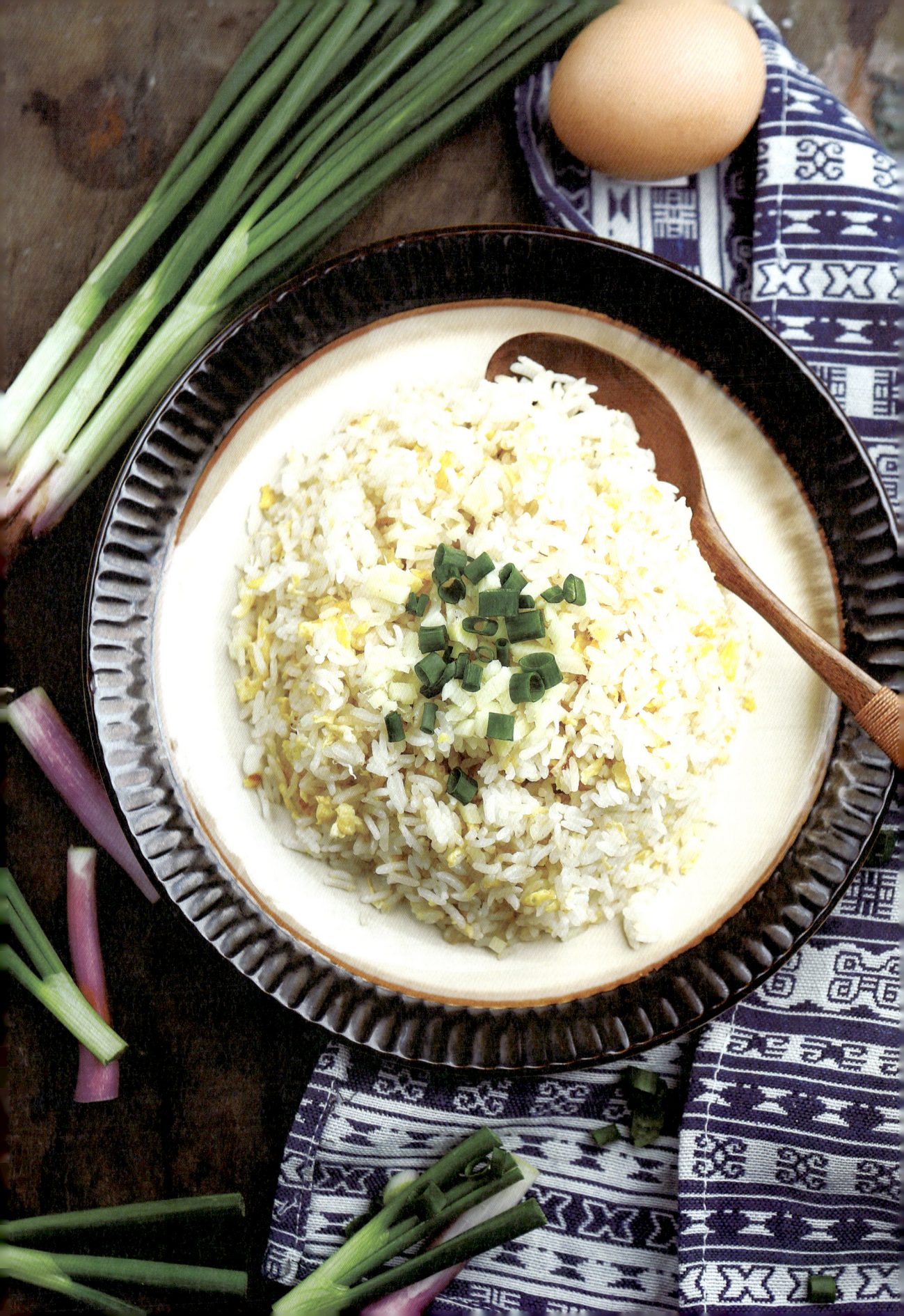

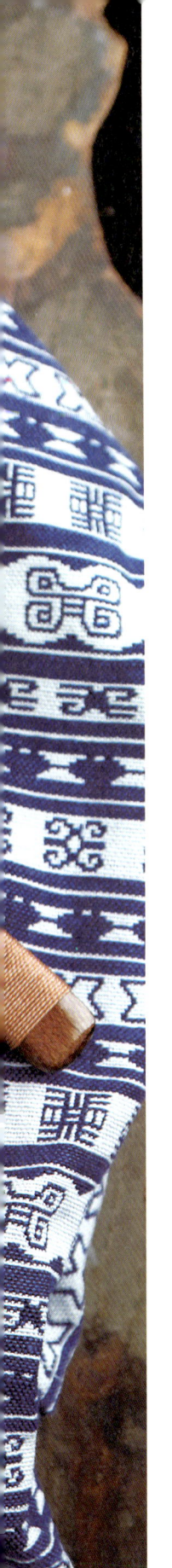

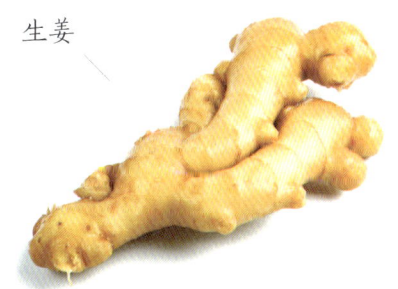

生姜

姜蓉炒饭

厨具　炒锅

分量　2~3人量

厨艺　炒

口味　辛香、微酸

材料

鸡蛋2~3个，米饭2~3碗，生姜100克，葱少许，花生油、芝麻油、生抽适量。

做法

❋ 生姜及葱洗净，切成姜蓉和葱花；热油起锅，爆香生姜蓉后装起备用；鸡蛋打开，搅匀蛋液。

❋ 热油起锅，下冷饭翻炒片刻（太干可适量加一点水），再把蛋液倒入饭中，翻炒均匀，最后加入生抽、芝麻油、葱花、生姜蓉，炒匀即可。

专家点评

生姜味辛，性温，能解表散寒、温中止呕，同时生姜还能调节胃肠蠕动，促进消化吸收，利于胃肠排空，减少胃肠胀气的发生。搭配米饭、鸡蛋，营养养胃，加上葱花，饭香味美，特别适合体质虚寒而见恶心呕吐、胃口不佳、肠鸣腹胀的人群食用，对于病后、产后及大众人群调理脾胃食用也非常合适。

夜尿多

夜尿频多常由肾虚引起。

肾 虚

肾阳不足，肾气亏虚，不能固摄水液，所以夜间小便频多，同时平素还会夹杂腰部酸冷、四肢无力等不适症状。（荐：肉桂、盐焗肉桂猪腰）

肉桂

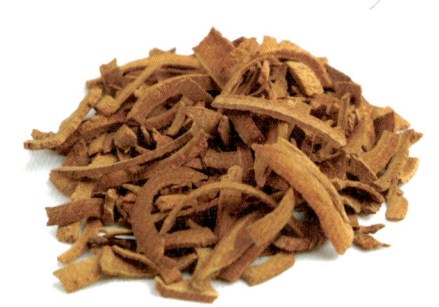

114

盐焗肉柱猪腰

肾虚

厨具	厨艺	分量	口味
炒锅、砂锅	炒、焗	3人量	香辣

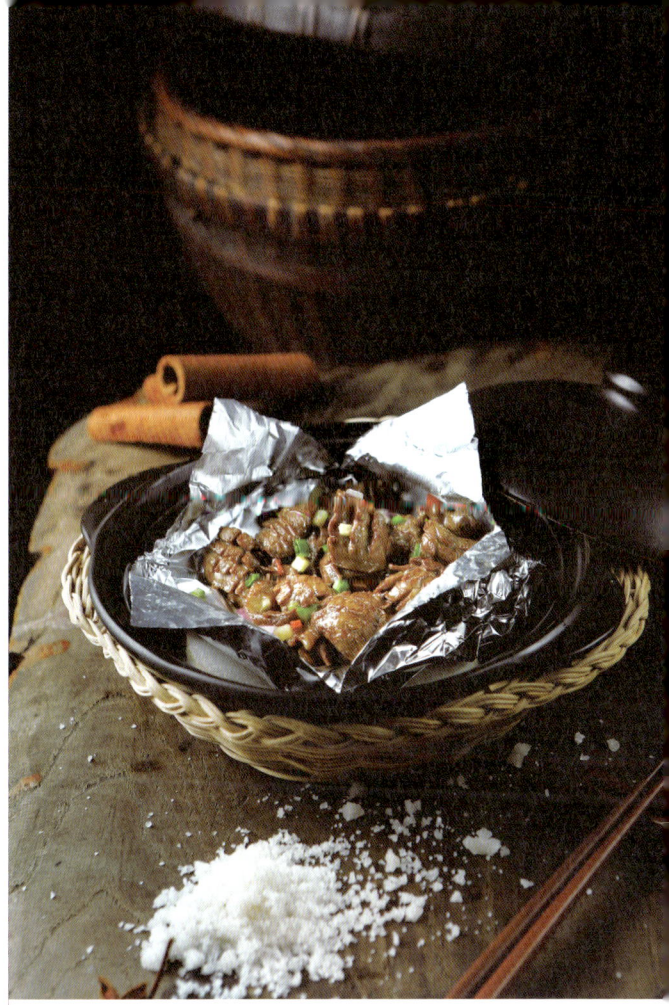

材料

猪腰2~3个，洋葱半个，红椒1个，生姜15克，肉桂末3克，精盐、粗盐、生粉、胡椒粉、芝麻油、花生油适量。

做法

❉ 猪腰切去内部白色筋膜，用生粉、精盐腌制后反复冲洗去异味，切片备用。洋葱切粒；红椒去籽切粒；生姜去皮切粒备用。

❉ 热油起锅，放入生姜、洋葱、红椒爆香，再放入猪腰片，用大火爆炒至七成熟，调入精盐、胡椒粉、芝麻油及肉桂，倒入锡纸内包好。

❉ 另烧干锅，倒入粗盐，用中火炒烫，再把用锡纸包好的猪腰放于盐中焗15分钟即可。

专家点评

猪腰有补肾气的作用，可以治疗久病体弱、肾虚所致的腰酸痛、四肢乏力。肉桂味辛、甘，性热，具有补元阳、暖脾胃、除积冷、通经脉的功效。利用盐焗的烹调方式，加强引火归元的功效，使阳气回归肾中。洋葱、红椒、生姜能去猪腰的腥味，温中和胃。故本品适合有肾虚引起夜尿频多及平素腰部酸冷、四肢无力等症状人群食用。

小便短赤

小便短赤属于中医热证的范畴，但是要分清虚热还是实热，还要分清是否夹湿。

实热

如果刚刚起病大多为实证类型，最为常见的是实热证，表现为小便频急短涩、尿道灼热刺痛、尿色黄赤。（荐：海带、绿豆海带煲排骨）

赤小豆

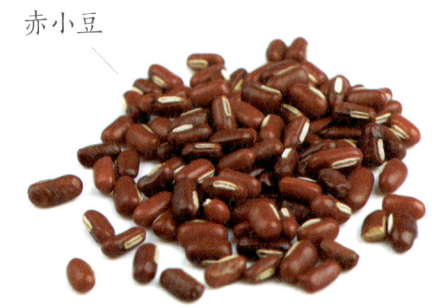

湿 热

通常表现为口臭、大便黏。（荐：木棉花、木棉花化湿汤）

虚 热

如果反复小便短赤、迁延不愈，或者平素体质偏虚、不耐受寒凉，属于虚热证，表现为既有小便频急短涩、尿色黄赤，又不能耐受寒凉，身体倦怠乏力。（荐：玉米须、黄芪玉米须芡实煲排骨）

黄芪

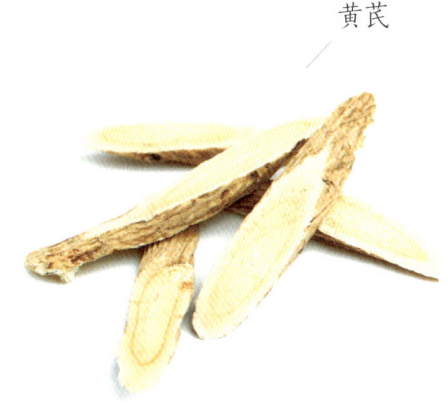

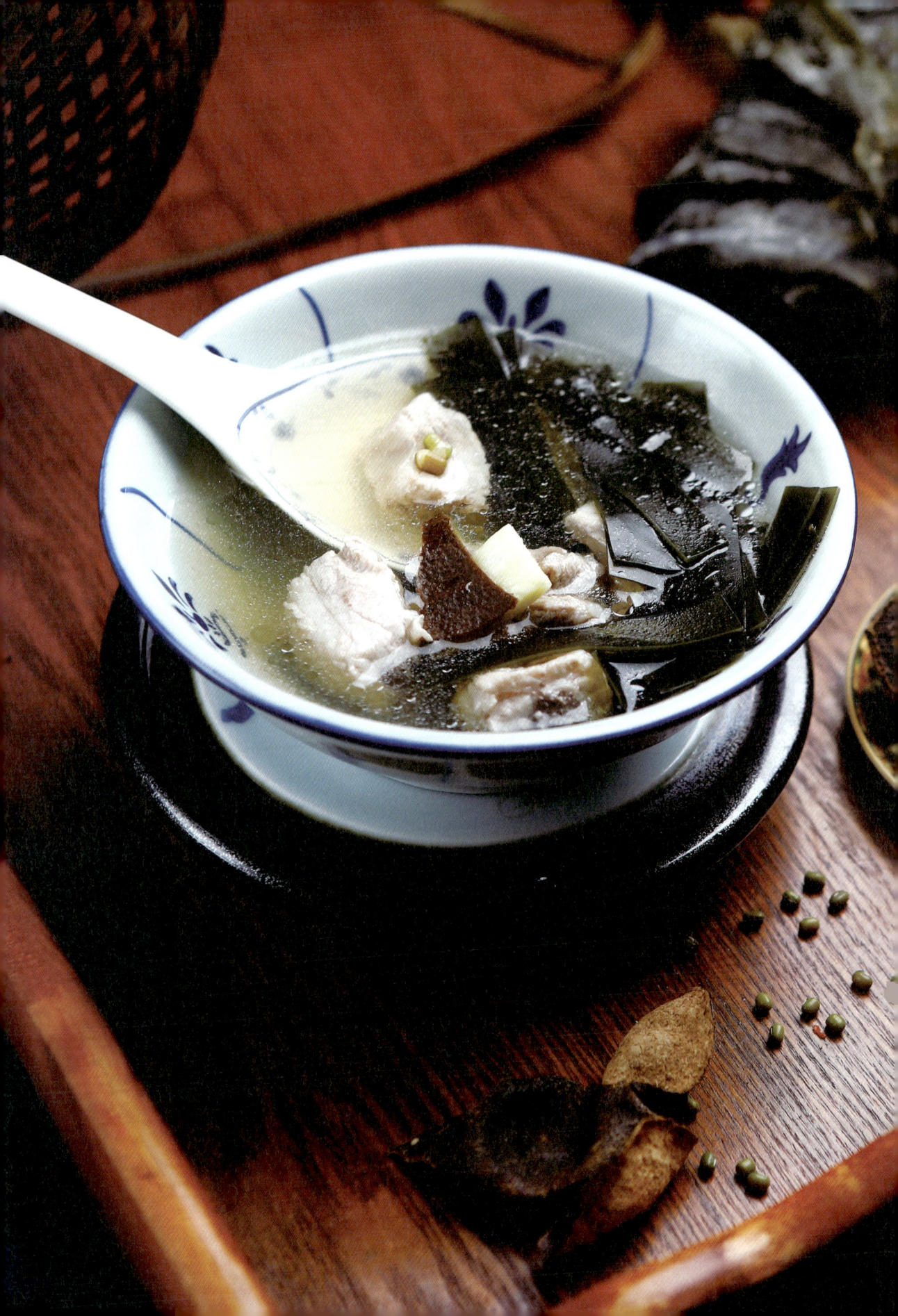

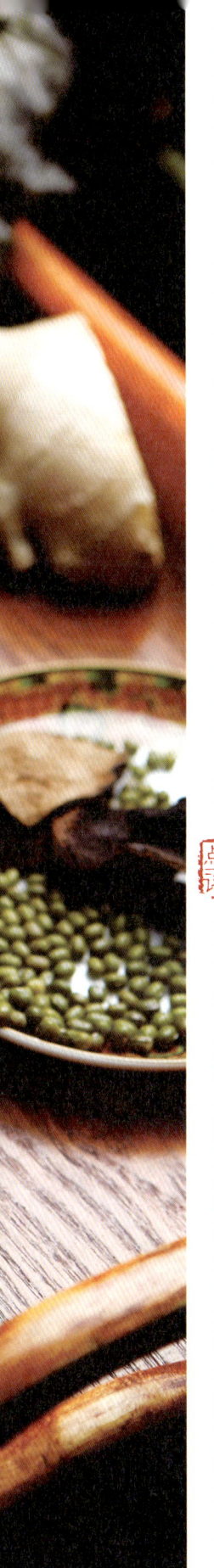

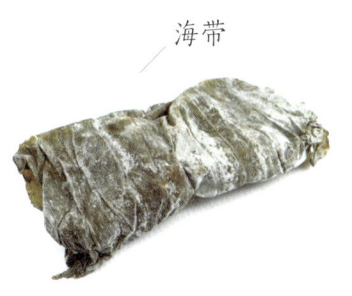

海带

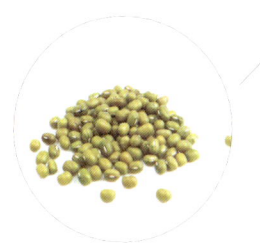

绿豆

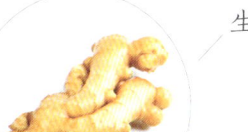

生姜

绿豆海带煲排骨

实热

材料

猪排骨400克，绿豆50克，鲜海带100克，生姜3~5片，陈皮1瓣，食盐适量。

做法

⊛ 猪排骨斩块，洗净后焯水。

⊛ 煲内加适量清水煮沸，放入所有材料，小火煲1小时，调味即可。

厨具	厨艺	分量	口味
汤煲	煲	2~3人量	清香

专家点评

绿豆是我国人民的传统豆类食物。绿豆中的B族维生素、钾和膳食纤维都比粳米多得多，因其营养丰富，可做豆粥、豆饭、豆酒、食、炒食，或用来制作糕点，或发芽做菜，故有"食中佳品，济世长谷"之称。中医认为，绿豆具有清热解毒的功效，海带利尿消肿，生姜温中和胃，调和绿豆和海带的寒性，陈皮行气化湿。这个汤品尤其适合小便短赤的人群，能清热利尿，改善不适。

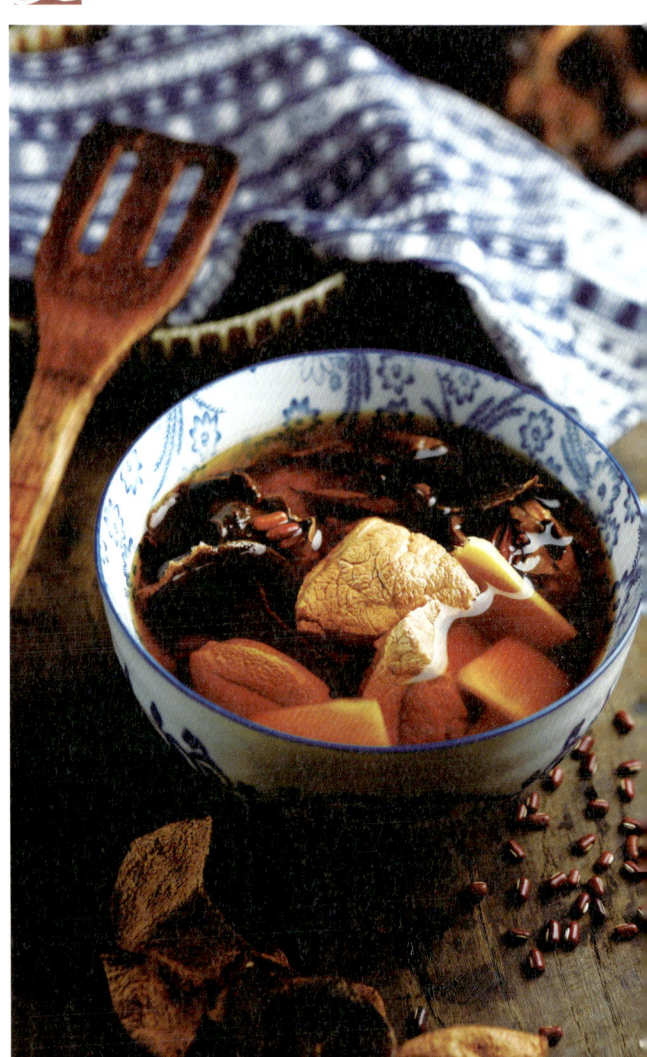

干木棉花

木棉花化湿汤

口味　清香

分量　2～3人量

厨艺　煲

厨具　汤煲

材料

猪脹350克，赤小豆、红腰豆各50克，干木棉花2朵，陈皮1瓣，生姜3片，食盐适量。

做法

❋ 猪脹切块。

❋ 煲内加适量清水煮沸，放入所有材料，小火煲1小时，调味即可。

专家点评

木棉花别名英雄花，其味甘、淡，性凉，具有清热利湿、解毒、止血的功效。《常用中草药手册》言其"能清热利湿，治肠炎，菌痢"。平时也可以根据自身情况，食用木棉花清利湿热，调节身体平衡。赤小豆味甘、酸，性平，能利水除湿、和血排脓、消肿解毒。红腰豆含丰富的维生素A、B、C及E，也富含铁和钾等矿物质，有补血、增强免疫力、帮助细胞修补及防衰老等功效。搭配陈皮、生姜煲猪脹，不仅味道甘甜，而且能清热、利湿、消肿，特别适合湿热型的小便短赤人群食用。

黄芪玉米须芡实煲排骨

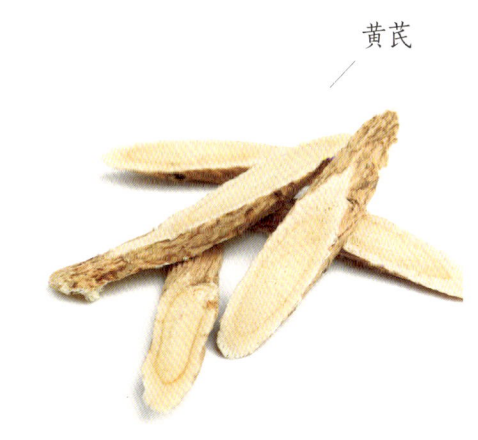

黄芪

口味　清香

分量　2～3人量

厨艺　煲

厨具　汤煲

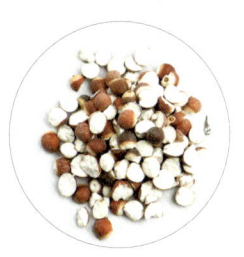

芡实

材料

猪排骨300克，黄芪、芡实各30克，玉米须15克，食盐适量。

做法

❀ 猪排骨斩块，洗净后焯水。

❀ 煲中加入适量清水煮沸，放入所有材料，小火煲1小时，调味即可。

专家点评

黄芪味甘，性微温，补中益气，现代医学证明，黄芪具有降低血液黏稠度、减少血栓形成、降低血压、保护心脏等作用。芡实味甘、涩，性平，具有补脾止泻、益肾固精、祛湿止带等功能。玉米须味甘，性平，泄热通淋、平肝利胆、利水消肿，对于降脂、降压、降糖有一定的帮助。上述药材相配，既清热利尿，又不伤正气，特别适合不能耐受寒凉的体虚之人。

腹泻

腹泻表现为排便次数增多，粪便稀溏不成形，甚至出现如水样粪便。小儿一般由于体虚引起，成人则有虚有实。

小 儿

一般是因气虚脾虚、运化能力不足而出现胃口不佳、食量减少、食后胃脘胀闷、反复腹泻、平素精神一般、少气懒言不好动。（荐：太子参、太子参白扁豆薏米汤）

薏米

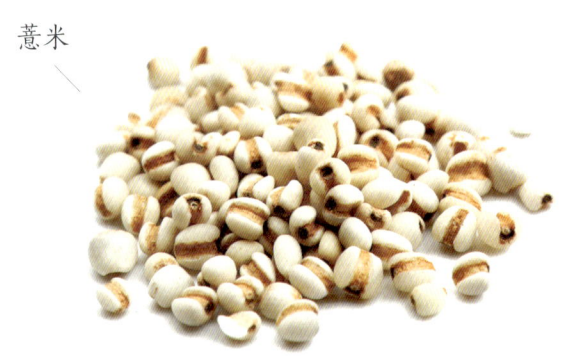

🌸 虚 证 🌸

由于饮食不注意、工作劳累等因素，出现久泻不愈、疲倦、面色萎黄、失眠等。（荐：莲子、山药莲子羹）

🌸 实 证 🌸

多因饮食不洁、喜吃肥甘厚腻或暴饮暴食，出现腹泻腹痛、大便不爽、黏腻臭秽等。（荐：粉葛、粉葛马蹄猪瘦肉汤）

红糖

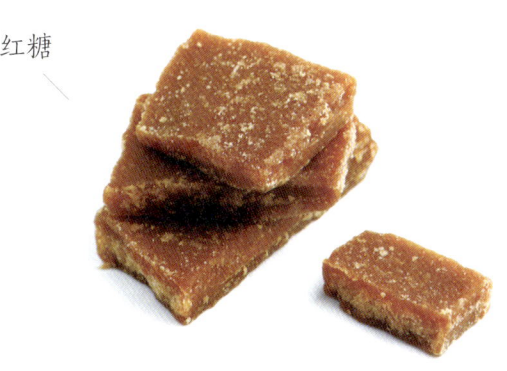

太子参白扁豆薏米汤

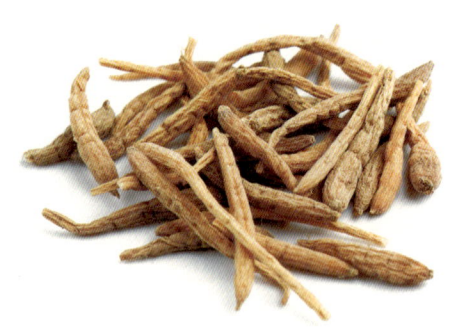

太子参

厨具	厨艺	分量	口味
汤煲	煲	3人量	甘淡

材料

太子参15克，炒白扁豆30克，炒薏米20克，猪瘦肉250克，食盐适量。

做法

白扁豆

 煲中加入适量清水煮沸，放入所有材料，小火煲1小时，调味即可。

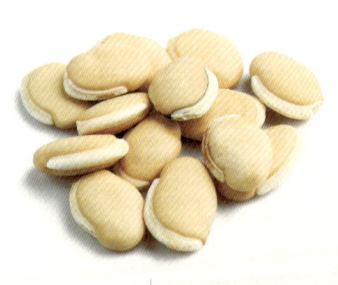

专家点评

太子参益气养阴而不温燥，性质平和，搭配炒白扁豆健脾、化湿、利水，炒薏米祛湿、健脾、止泻，而且炒制过的能中和薏米寒凉之性。此汤品特别适合易腹痛、腹泻、大便不成形、舌质淡、舌苔厚腻等脾虚有湿的人群，也特别适合小儿腹泻调理食用。

粉葛马蹄猪瘦肉汤

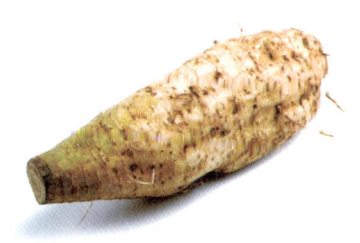

粉葛

厨具	厨艺	分量	口味
汤煲	煲	3人量	清甜

材料

猪瘦肉350克，粉葛250克，马蹄6个，生姜15克，食盐适量。

做法

❀ 粉葛、马蹄去皮切块；猪瘦肉切片；生姜去皮拍碎。

❀ 向煲内加入适量清水煮沸，放入上述食材，小火煲50分钟，调味即可。

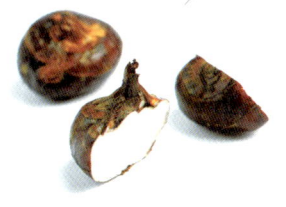

马蹄

专家点评

《随息居饮食谱》载荸荠（马蹄）"味甘性凉，煮熟性平，可入肴馔，清热消食，除黄泄胀"，常有生津止渴之效。搭配具有生津止渴、解肌发表、升阳止泻的粉葛，配以肉质鲜味，炖一碗清甜爽口、身心舒畅的靓汤。其能缓解天气潮湿闷热或者湿热体质所导致的腹泻、大便臭秽、黏腻不爽、肌肤黏痒、四肢困重、心烦易怒等不适。

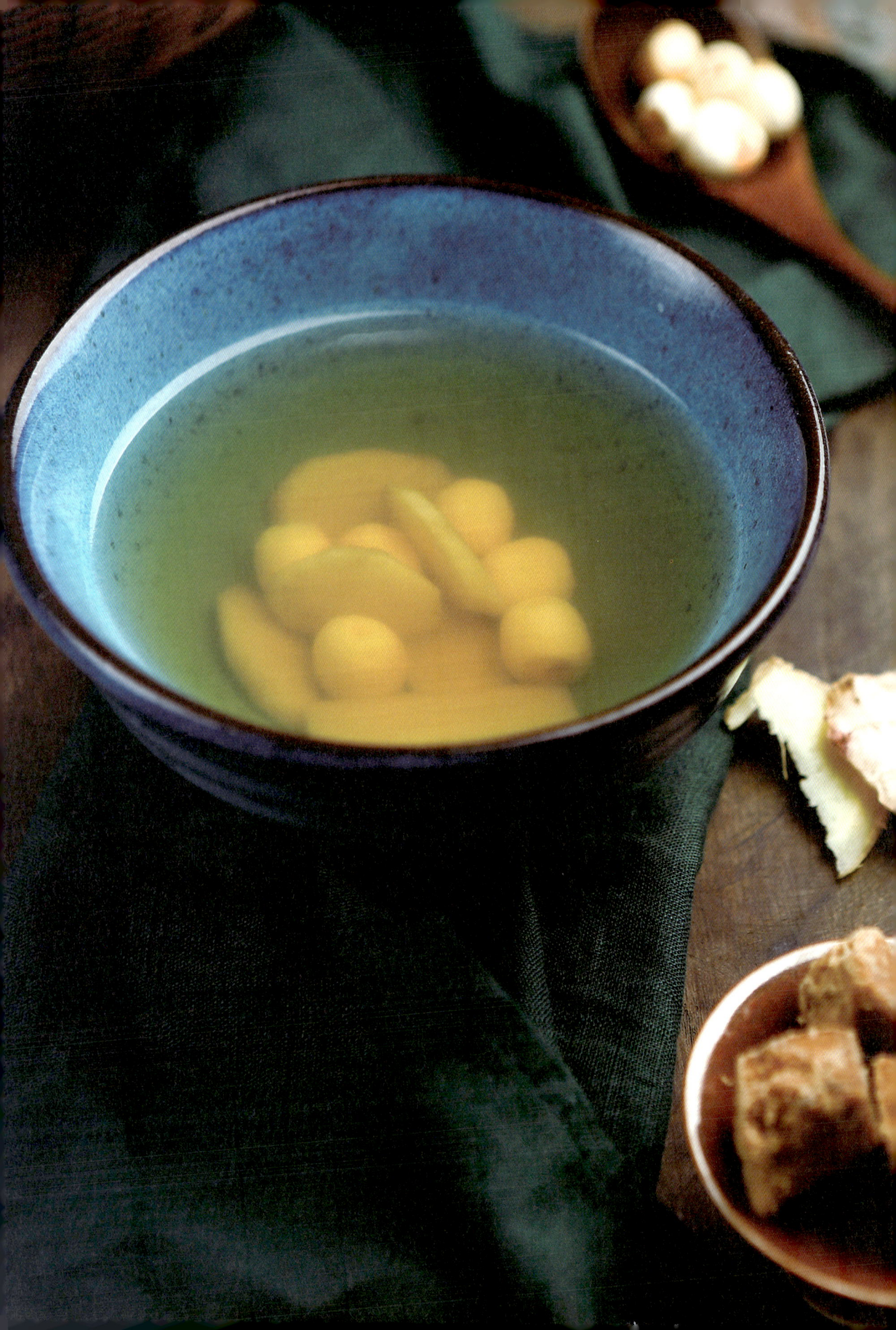

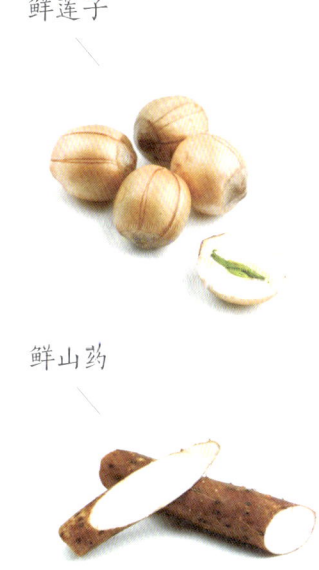

鲜莲子

鲜山药

山药莲子羹

虚证

厨具	厨艺	分量	口味
汤煲	煲	3人量	香甜

材料

鲜山药350克，鲜莲子150克，红糖、姜适量。

做法

- 鲜山药洗净切片；莲子去皮、心。
- 将鲜山药片、莲子放入煲内，加适量清水煮沸后，改小火煮煲烂熟，最后加适量红糖、姜调味即可。

专家点评

莲子能补益心脾肾，山药能补虚健脾祛湿，二者一起煮羹，性质平和，各年龄段的人群均可食用，且对于心脾肾虚而见腹泻或平素大便不成形、面色萎黄、容易疲倦、消化不良、失眠等症状的人群尤为合适。

便秘

便秘，即排便时难以畅爽，便后难以轻松。实证多由热邪内结或寒邪凝滞大肠所致；虚证多由阴血、津液亏虚，肠道失润，或气虚、阳虚，肠道排出无力所致。

热 燥

除大便干结之外，尚有腹胀、腹痛、口干口臭、面红心烦，或有身热、小便短赤等症状。（荐：人参、鲜人参片泡蜂蜜）

气 虚

虽有便意，但排出困难，用力后则汗出、短气、乏力等。（燕麦、燕麦南瓜牛肉丸）

血 虚

除大便干结外，尚有面色无华、皮肤干燥、头晕目眩、心悸气短、健忘少寐、口唇色淡等表现。（荐：肉苁蓉、肉苁蓉炖羊肉）

阴　虚

除大便干结外，尚有形体消瘦、心烦少寐、潮热盗汗等表现。（荐：黑芝麻、核桃芝麻枸杞糊）

阳　虚

大便排出困难，伴有小便清长、面色白、腹中冷痛、腰膝酸冷等表现。（白萝卜、白萝卜丝涮羊肉）

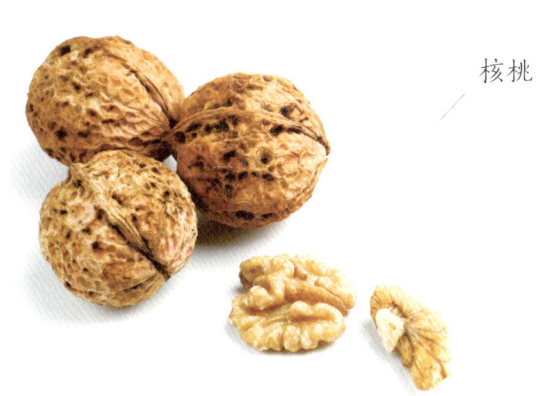

核桃

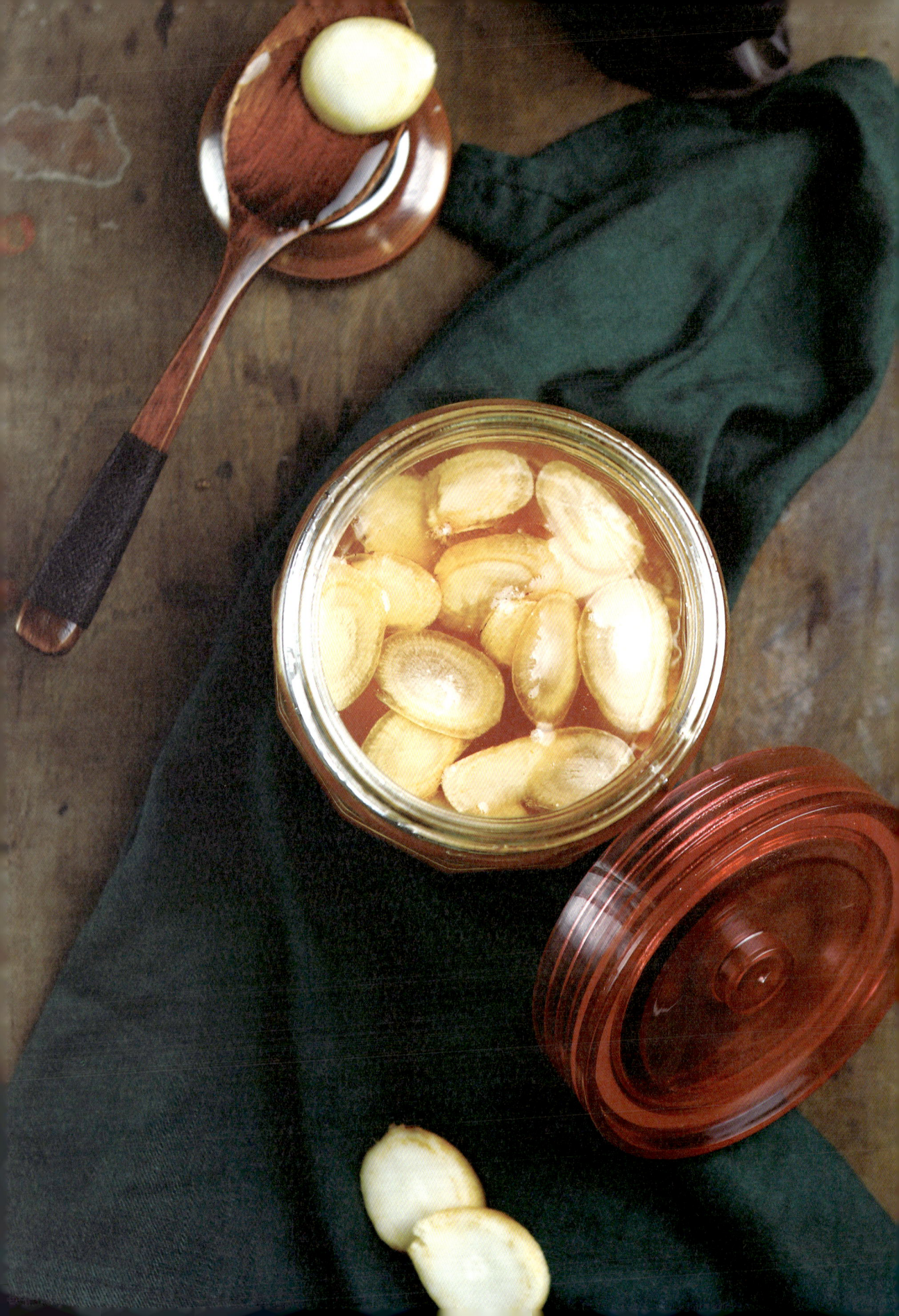

鲜人参片泡蜂蜜

口味 甘、微涩
分量 多人量
厨艺 泡
厨具 玻璃瓶

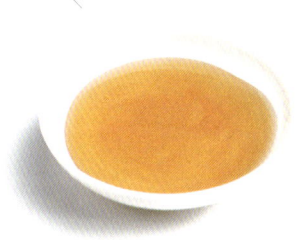

蜂蜜

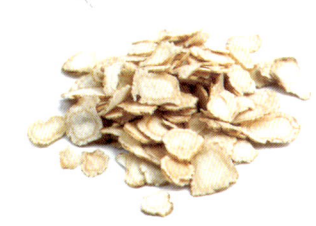

鲜人参片

材料

鲜人参200克，蜂蜜500克，玻璃瓶1个。

做法

❀ 将鲜人参洗净，用厨房纸吸水晾干，再用陶瓷刀除去参须及芦头。

❀ 鲜人参切片，放入玻璃罐中，倒入蜂蜜，填满罐子，密封浸泡1周。

❀ 食用时，取人参片含服，蜂蜜可兑温水服用。

专家点评

人参，《本草备要》载其"生甘苦微凉，熟甘温，（能）大补元气"，有"百草之王"的美誉；鲜品性偏凉，炮制后性偏温而被称作"红参"。蜂蜜，能很好地滋润脏腑。将两者锁于罐中，药力相互融合，有益于形体瘦弱者，能有效缓解疲劳短气、皮肤干燥、排便无力及便秘等不适，适合于气阴不足、虚不受补的中老年人群。

小贴士

蜂蜜，"能滑肠，泄泻与中满者忌用之"，便溏、嗳气与腹胀者不宜；痰湿体质者不推荐。

131

肉苁蓉炖羊肉

厨具	厨艺	分量	口味
炖盅	炖	2～3人量	浓郁

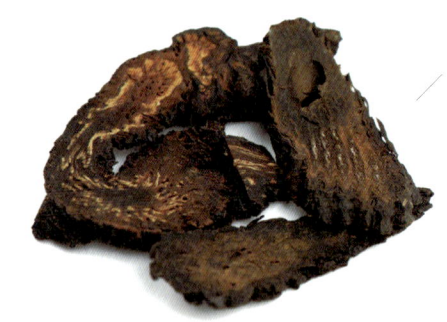

肉苁蓉

材料

羊肉250克，肉苁蓉30克，陈皮1瓣，当归2片，生姜适量，食盐少许。

做法

- 羊肉洗净切块，焯水备用。
- 把所有材料放入炖盅，加水炖1.5小时，调味即可。

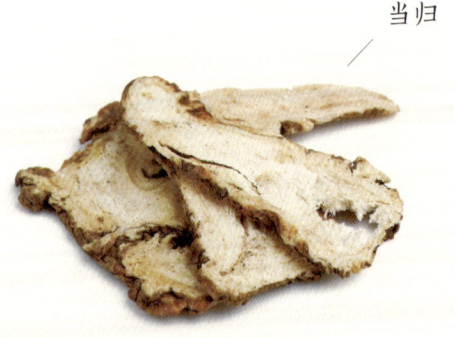

当归

专家点评

长者易有精血亏虚、肠燥便秘的情况。肉苁蓉炖羊肉是古籍《药性论》上的膳方，主要针对"精败、面黑、劳伤"。肉苁蓉能温肾填精，当归养血又去羊肉膻味；羊肉则是大补气血的食物，对肾精不足引起的各种便秘、腰膝酸软、疲倦乏力具有很好的调理效果。

小贴士：

湿热体质者不宜。

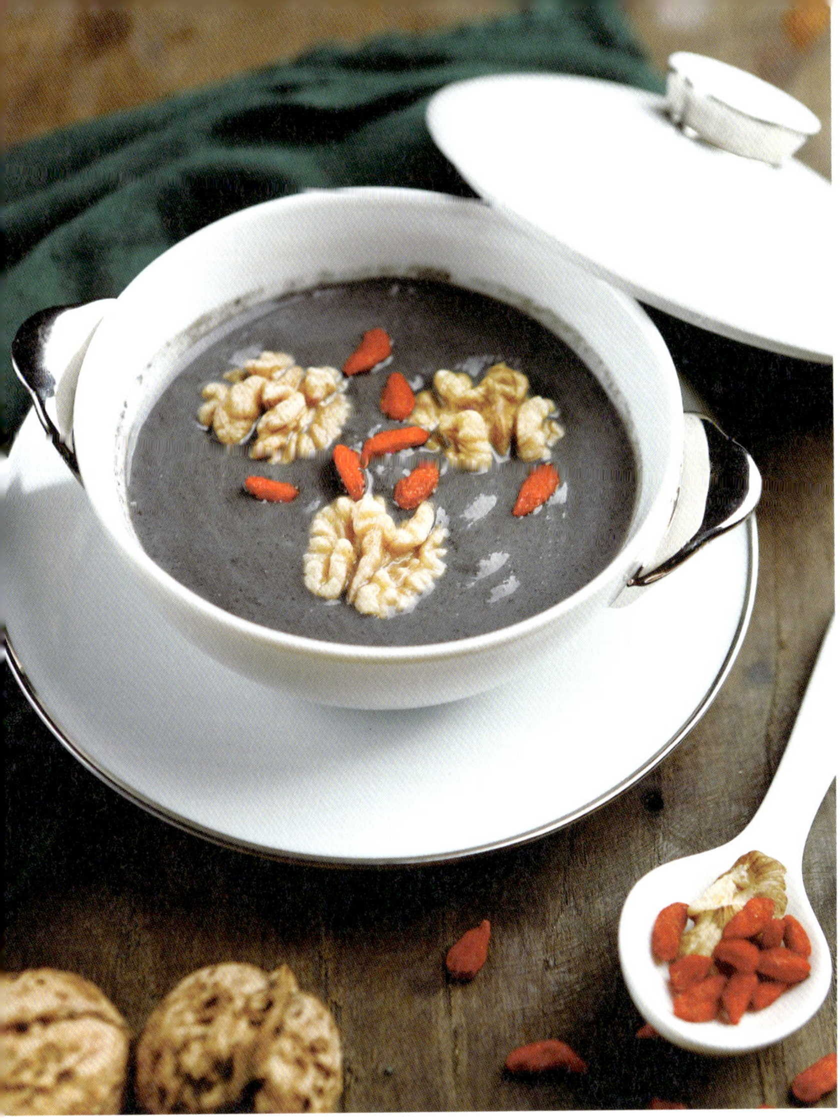

核桃芝麻枸杞糊

阴虚

口味　香甜
分量　3人量
厨艺　搅拌、煮
厨具　搅拌机、煮锅

黑芝麻

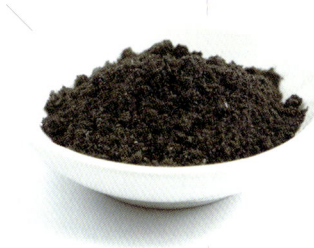

材料

黑芝麻粉150克，核桃仁100克，枸杞子30克，冰糖适量。

做法

❀ 将核桃仁打碎备用；黑芝麻粉先用凉开水打糊。

❀ 把黑芝麻糊放入已沸腾的水中充分搅拌，再加入核桃仁、枸杞子，煮熟成糊状，调味即可食用。

专家点评

核桃补肾强腰；黑芝麻味甘，性平，能补肝肾、益精血、润肠燥；枸杞子滋肾养血。三物合用，具有滋补肾精、固涩精气、强身健体的功效，对改善肾虚遗精、早泄、肾虚便秘、腰膝酸软、头晕目眩、耳鸣等有一定的帮助。

小贴士

糖尿病患者可不加糖。

燕麦南瓜牛肉丸

厨具　蒸锅
厨艺　蒸
分量　2～3人量
口味　甘香

燕麦

南瓜

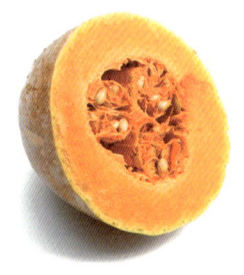

材料

牛肉300克，燕麦100克，南瓜250克，食盐适量。

做法

❋ 将燕麦温水浸泡后，与南瓜隔水蒸熟。

❋ 南瓜研碎成泥，牛肉剁碎，三者混合均匀，再捏成丸状，隔水蒸熟即可。

专家点评

这是一款老少咸宜的菜品。燕麦是一种高纤维、富含B族维生素的食品，具有调控人体中的胆固醇、调节血糖、润肠通便的功效。南瓜味甘，性温，有润肺化痰、益气通便及调节血脂、血糖等作用。搭配牛肉为丸，风味独特，荤素搭配，特别适合大便不通及血糖、血脂异常的人群。

白萝卜丝涮羊肉

阳虚

羊肉

口味　鲜甜

分量　2～3人量

厨艺　煮、涮

厨具　汤锅

材料

羊肉200克，白萝卜300~500克，生姜适量，食盐、胡椒粉少许。

做法

- 白萝卜切丝；生姜去皮切丝；羊肉切片。
- 将白萝卜丝放入沸水中煮5~10分钟，然后放入生姜丝、羊肉片涮熟，加食盐、胡椒粉调味即可。

白萝卜

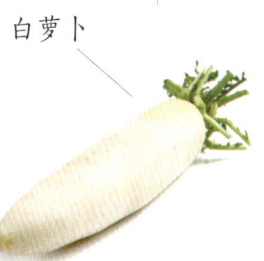

专家点评

"冬吃萝卜夏吃姜"，寒冬时节，人们喜进食温补食材，而此类食材进食过多，则易有腑气不通、排便不畅的情况。羊肉能益精血，搭配健运脾胃、下气化痰的白萝卜，能补而不滞、补而不燥、补而不腻。此菜品能缓解气虚、阳虚、血虚、精血虚等人群常见的便秘、畏寒怕冷、手足怯冷、腰膝酸软等不适，亦适合大众保健食用。

小贴士

湿热体质者不宜。

肢体酸痛

不通则痛，指的是经络关节气血不通畅，就会引起肢体关节疼痛不适。不荣则痛，指的是气血不足，不能濡养筋脉而出现的肢体酸痛。

风寒湿且肾虚

外感风寒，滞留关节筋骨，气血痹阻，表现为肢体关节疼痛、痛势剧烈、关节屈伸不利、遇寒加重。（荐：狗脊、狗脊炖牛髓）

狗脊（金狗脊、金毛狗脊）

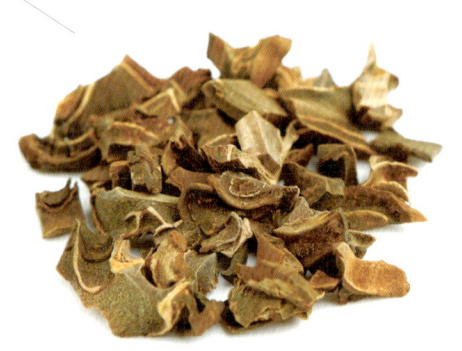

风寒化热

外感病程较久，容易郁而化热，出现烦躁不爽、关节胀闷不适等热象。（荐：粉葛、粉葛煲猪脊骨）

肾 虚

常表现为肢体酸痛日久不能缓解、肌肉消瘦、畏寒肢冷、小便清长、阳痿遗精等。（荐：杜仲、核桃杜仲猪脊骨汤）

狗脊炖牛髓

风寒湿且肾虚

厨具 炖盅

厨艺 炖

分量 3人量

口味 甘、微涩

材料

牛髓150克，猪瘦肉250克，狗脊20克，生姜3片，红枣3颗，食盐适量。

做法

① 牛髓、猪瘦肉焯水备用。

② 把所有材料放入炖盅内，加适量清水，隔水清炖1.5小时，调味即可。

专家点评

狗脊，具有祛风湿、补肝肾、强腰膝的作用。牛髓，《食疗本草》载："安五脏，平三焦，温中，久服增年。"能补益，取"以形补形"之意。汤膳能有助于缓解腰膝无力、关节痹痛，尤其适合于慢性腰腿痛、长期从事体力劳动、低温环境下工作的人群食用。

材料

猪脊骨300克，粉葛300克，生姜5片，陈皮1瓣，食盐适量。

做法

❋ 猪脊骨斩块，洗净后焯水；粉葛切块备用。

❋ 煲内加入适量清水煮沸，放入所有材料，小火煲60分钟，调味即可。

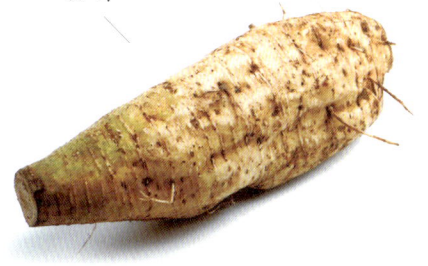

专家点评

粉葛味甘、辛，性凉，具有解肌退热、生津止渴、升阳止泻的功效。搭配能温中、解表、止呕的生姜和健脾、燥湿、化痰的陈皮，与猪脊骨一起煲汤，汤甜味鲜之余还能健脾祛湿。其对感受风寒湿邪后化热而引起肩颈不适、烦躁不爽、腹泻等不适的人群尤为合适。

粉葛

粉葛煲猪脊骨

陈皮

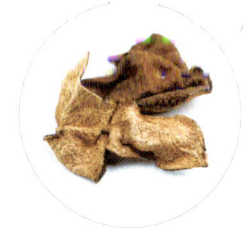

厨具	厨艺	分量	口味
汤煲	煲	3人量	清香

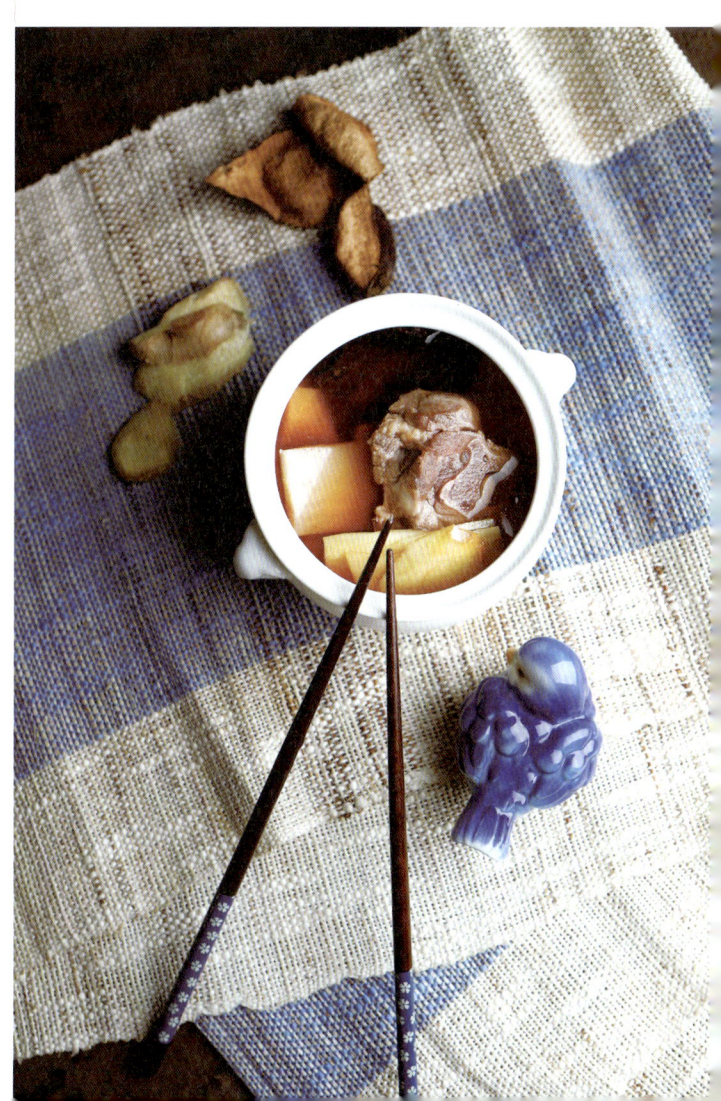

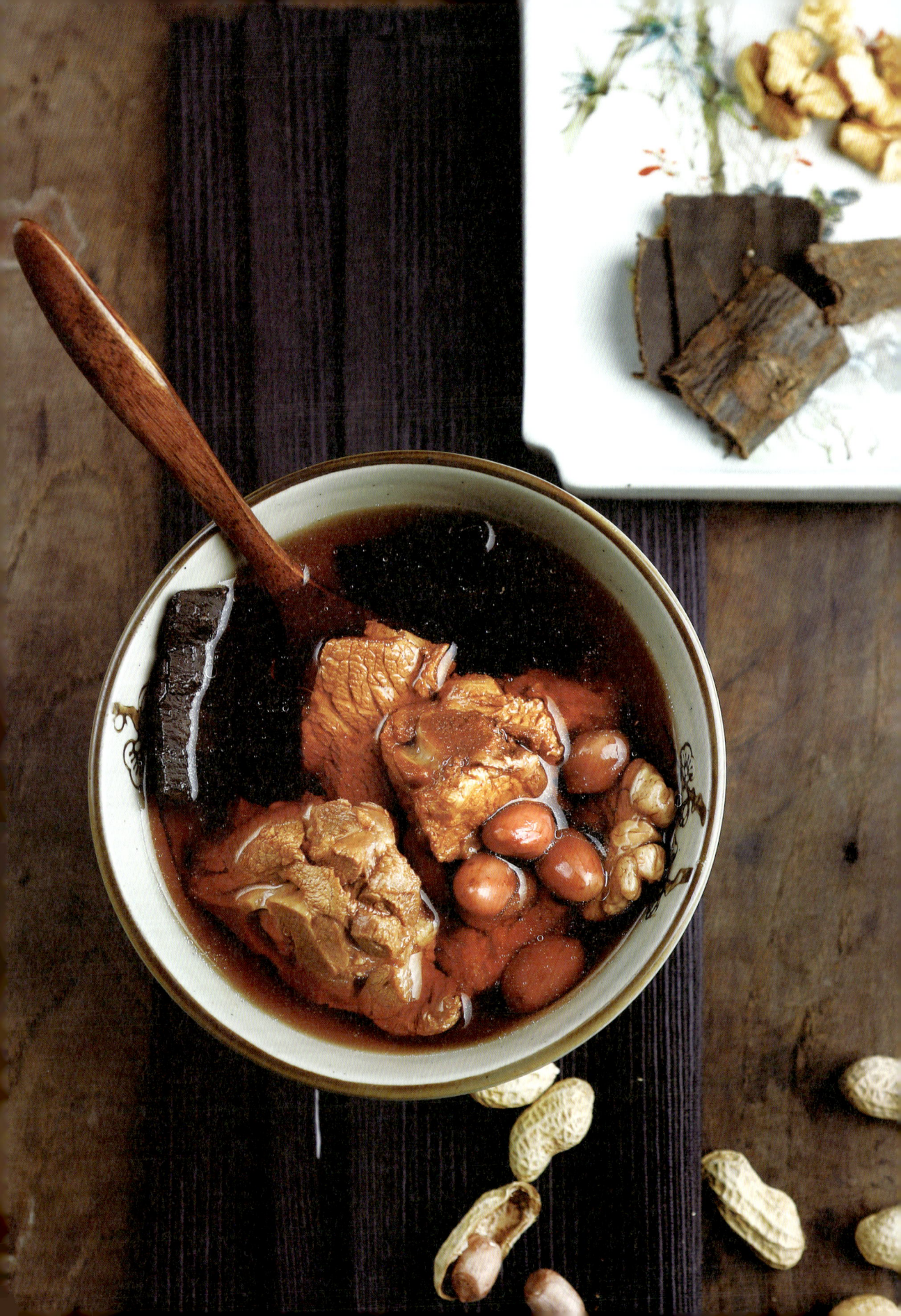

核桃杜仲猪脊骨汤

厨具	厨艺	分量	口味
汤煲	煲	3人量	香浓

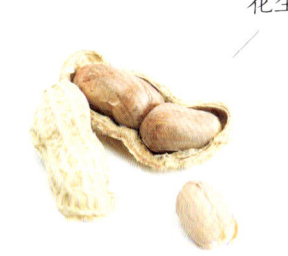
花生

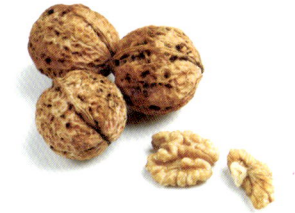
核桃

材料

猪脊骨500克，核桃仁30克，杜仲30克，花生仁50克，生姜5片，食盐适量。

做法

- 杜仲洗净，和核桃仁、花生仁一起用温水浸泡30分钟；猪脊骨斩块，焯水备用。
- 煲内加适量清水煮沸，放入所有材料，小火煲1.5小时，调味即可。

专家点评

当有腰膝酸软、气短、夜尿频、听力下降、头发早白等症状时，就有可能是肾虚，这时候就需要一碗补肾靓汤。核桃能补肾益精、纳气定喘、润肠通便；杜仲能补肝肾、强筋骨、安胎。此两味都是比较经典、常见的补肾壮阳煲汤材料，肾虚不妨一试。

141

身重乏力

身重乏力首要辨别虚实。

既往认为脾肾不足的虚证多见于中老年人，湿热壅盛的实证多见于年轻人。但在熬夜、冷饮等不良因素影响下，脾肾不足的年轻人也不在少数。当代物资丰富，饮食过度而出现湿热壅盛的老年人也比比皆是。所以不必拘泥年龄，按实际情况判断虚实，选择调养方式即可。

虚 证

常伴有腰膝酸软、头晕耳鸣、神疲健忘、易感冒等症状。多因脾肾不足，脾虚则不能生化气血，肾虚则精髓阴血不足，四肢百骸失于滋养则见身重乏力。（荐：核桃、香菇花生核桃煲鸡脚）

生姜

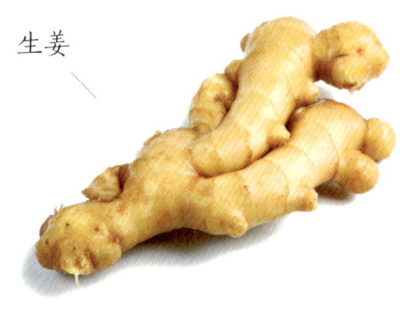

实　证

常伴有肢体酸楚、胸闷呕恶、头晕昏沉、腹胀便黏、舌苔厚腻等不适。多由湿热而成，湿阻气机、热能耗气，气血不能通达四末，同样可见身重乏力。（荐：茵陈、茵陈祛湿汤）

蜜枣
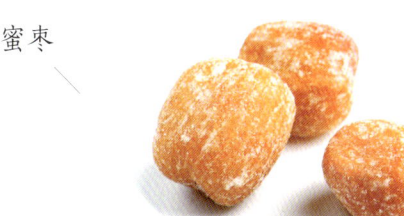

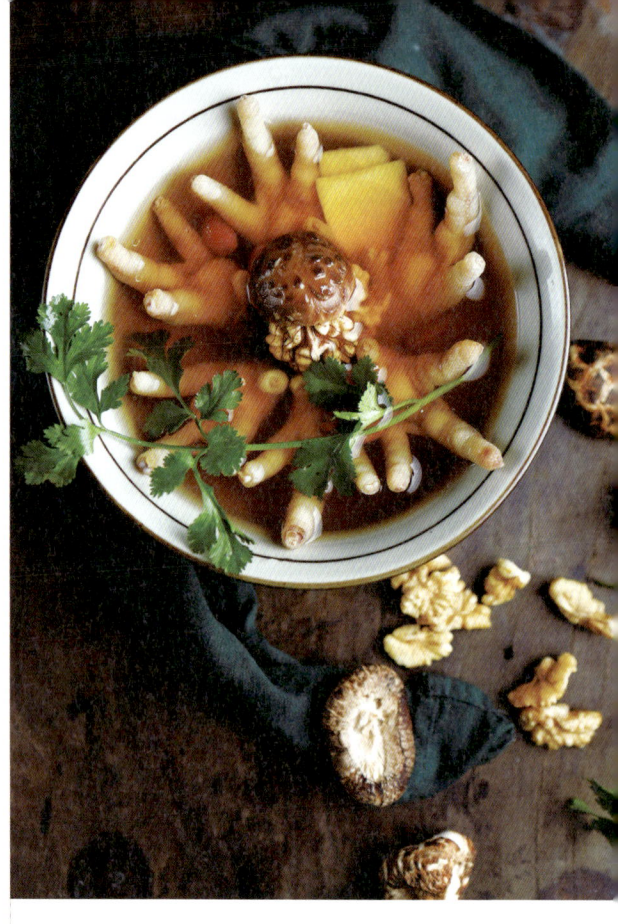

香菇花生核桃煲鸡脚

口味　香浓

分量　2~3人量

厨艺　煲

厨具　汤煲

材料

鸡脚10只，香菇6个，花生仁50克，核桃仁50克，生姜3片，食盐适量。

做法

❀ 鸡脚洗净焯水。

❀ 煲内加适量清水煮沸，放入所有食材，小火煲1.5小时，调味即可。

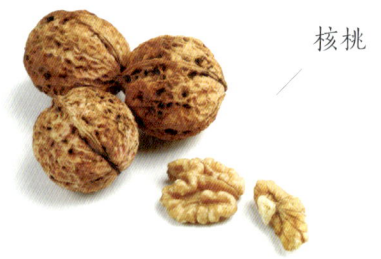

核桃

点评专家

花生味甘，性平，能健脾养胃、润肺化痰，搭配能补肾益肺、润肠通便的核桃，以及美味的香菇、鸡脚煮汤，整个汤色、香、味俱全，而且能补脾肺肾。其对于老年人因为脾肾不足而出现腰膝酸软、身重乏力、头晕耳鸣的症状尤其合适，也适合大众保健饮用。

小贴士：

建议选择干香菇，味道更清香。

茵陈祛湿汤

实证

口味　清甜

分量　2～3人量

厨艺　煲

厨具　汤煲

绵茵陈

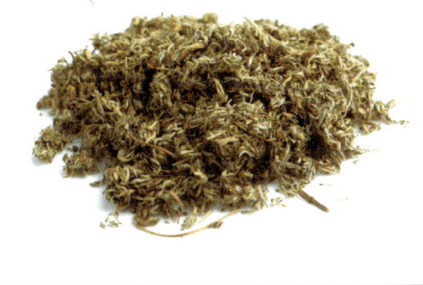

材料

猪横脷1条，绵茵陈*30克，陈皮1瓣，生姜数片，蜜枣3颗，食盐适量。

做法

① 猪横脷洗净，刮去油脂，焯水。

② 煲内加适量清水，放入所有食材，大火煮沸后，改小火煲1小时，调味即可。

专家点评

茵陈芳香，味苦、辛，性微寒，能清热、利湿、退黄，如果和辛温药物搭配还能祛寒湿。本汤以茵陈搭配助消化的猪横脷及健脾和胃的陈皮、生姜、蜜枣共煮成汤，十分适合湿热体质而见身重困倦、口黏口苦、纳差便黏等症状的人群，也适合在春天湿气重时大众保健饮用。

小贴士：

脾胃虚寒者可适当增加陈皮和生姜分量，或加炒白扁豆15～30克，加强祛湿之力。部分人群食用后，1~2天内大便会偏烂或排便次数增多，这属于药膳排湿的正常反应。

*春季采收的茵陈习称"绵茵陈"，秋季采收的习称"花茵陈"。

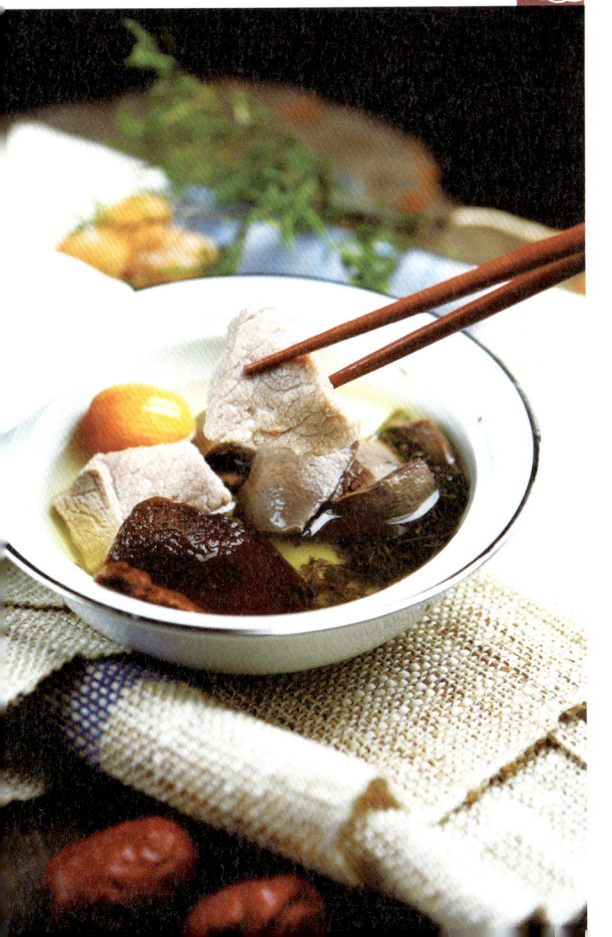

145

皮肤干燥

　　皮肤干燥很常见，特别是在秋天。有些人的皮肤干燥特别明显，无论怎么外用保湿化妆品都还是觉得皮肤干燥，而且容易瘙痒。这个时候就得注意，体内的气血是否不足，不能濡养肌肤了。

气血不足

　　对于皮肤干燥，以养为主，且以养血为主，常用诸如红枣、当归、地黄、桑葚之类的食材。气能生血，有形之血不易速生，所以还要补充无形之气。补气常用参芪一类食材，但因养血之品常较滋腻，若本身虚不受补，再食用参芪一类食材时，就很容易上火。这时候不妨尝试一下酒酿，其既能养气活血，又能辛通走窜，不易滋腻碍脾。（荐：酒酿、酒酿枸杞蛋白羹）

老 人

　　老人也很常见皮肤瘙痒，而且通常会伴有腰膝酸软。所以既能补血又能补肝肾的食材，特别适合这一类老年人，如黄精，其有养阴、健脾、润肺、益肾的功效，搭配陈皮，能防黄精的滋腻。（荐：黄精、黄精黑豆煲猪瘦肉）

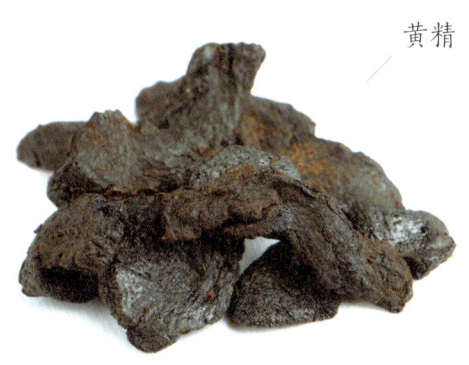

黄精

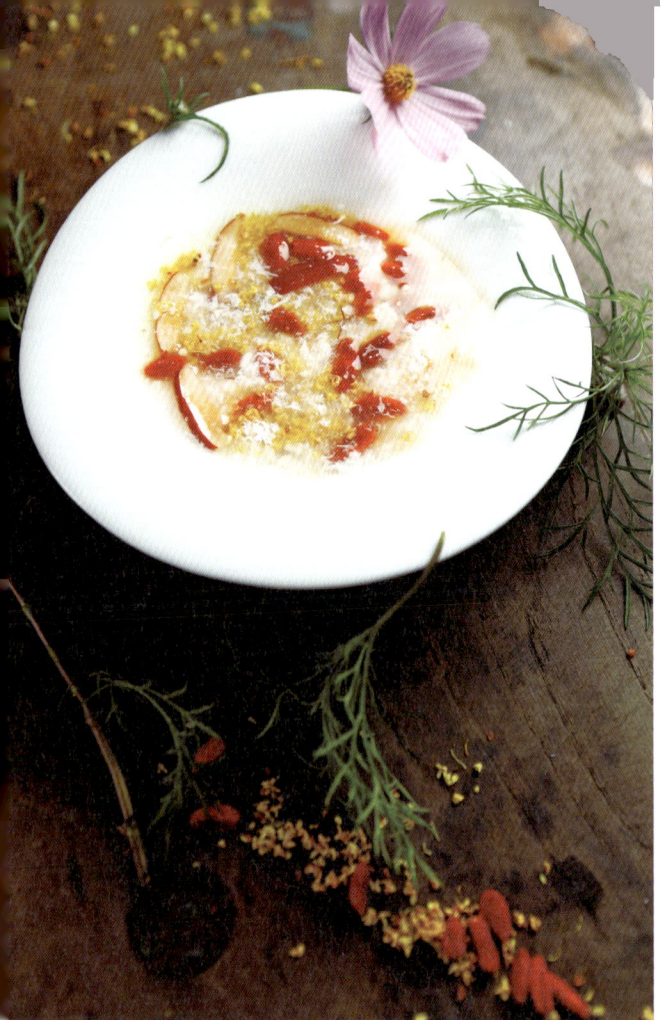

气血不足

酒酿枸杞蛋白羹

厨具	厨艺	分量	口味
锅	煮	2人量	香甜

酒酿

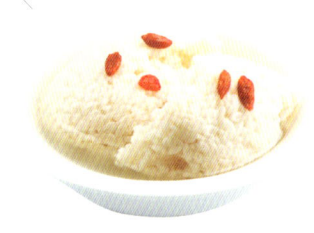

专家点评

酒酿*味甘、辛，性温，可益气、生津、活血、散结、消肿。枸杞子可滋补肝肾。桂花有甘温、散寒、暖胃、润泽肌肤、提神悦心的功效。搭配滋阴润燥的鸡蛋清，口感嫩滑、营养丰富。其既可当作早餐夜宵，又可当作饭后甜品，男女咸宜，且对女士有丰胸、催乳、美容的作用，尤其适合爱美的女士食用。

* 酒酿，又叫米酒、甜酒。用糯米酿制，是汉族传统的特产酒。

材料

鸡蛋2个，酒酿500毫升，枸杞子15克，红枣3~5颗，桂花3~5克，冰糖或红糖适量。

做法

- 鸡蛋取蛋清打散备用；红枣去核切丝。
- 锅里倒入酒酿，加适量清水煮开后，放入枸杞子煮10分钟，再加入桂花与适量冰糖或红糖搅拌调味，关火后倒入蛋清液搅拌均匀即可。

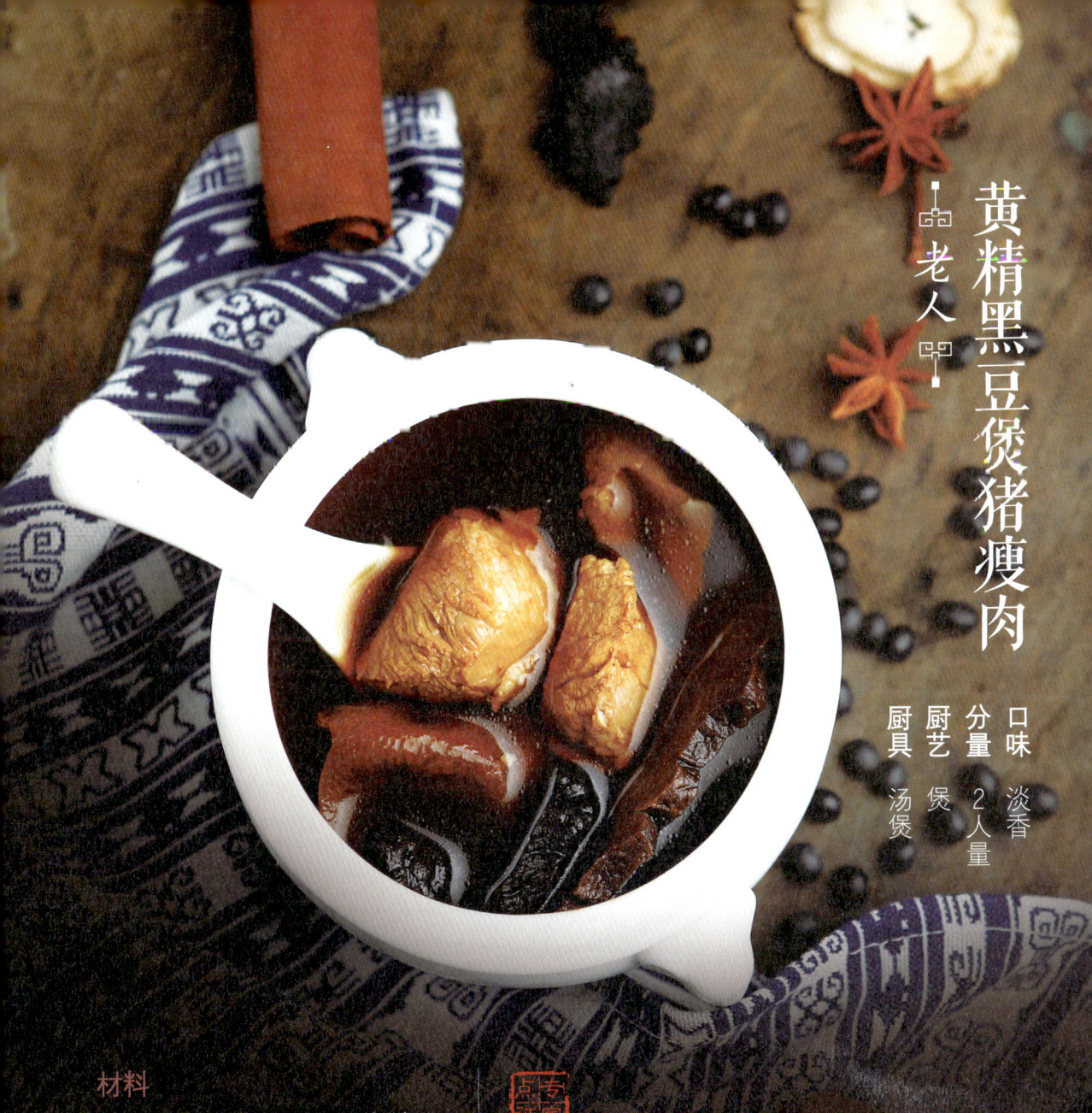

黄精黑豆煲猪瘦肉

老人

口味	淡香
分量	2人量
厨艺	煲
厨具	汤煲

材料

猪瘦肉250克，黄精30克，黑豆50~80克，陈皮1瓣，食盐适量。

做法

❀ 材料洗净，汤煲内加入适量清水煮沸，放入所有材料慢火煲1小时，调味即可。

专家点评

葛洪《抱朴子》记载黄精："昔人以本品得坤土之气，获天地之精，故名。"其味甘，性平，具有补气养阴、健脾、润肺、益肾的功效。黑豆味甘，性平，能补血安神、补肾益阴、抗衰老和黑发，是常用保健食品。加入陈皮防黄精之滋腻。本汤品性质平和，可以补肾养阴、益气润肺，特别适合皮肤干燥的老年人食用。

高脂血症

关于高脂血症，并不是不要吃得太油腻、不吃肥肉就可以预防，还需要尽量避免过高温度的烹调让油脂发生不良的变化。同时还需要多吃点蔬菜类、豆类、坚果类的食物，增加我们饮食当中的膳食纤维和植物固醇。（荐：红曲、红曲党参炖鸡）

红曲党参炖鸡

材料

鸡腿肉500克，党参15克，红曲米2.5汤匙，料酒1汤匙，生姜5片，食盐适量。

做法

- 鸡腿肉切小块；党参清水浸泡30分钟备用。
- 把鸡腿肉放入电饭煲，倒入温水至没过鸡腿肉半截手指为宜。
- 再放入党参、生姜片、红曲米、料酒，充分搅拌均匀。
- 加热沸腾后继续炖30分钟，调味即可。

厨具	厨艺	分量	口味
电饭煲	炖	3~4人量	鲜香

专家点评

红曲，为红曲霉寄生在粳米上而成，味甘，性微温，具有健脾消食、活血化瘀的功效。搭配党参，加强健脾益气的作用。现代药理研究表明，红曲能降低脂肪，特别适用于胆固醇高的人群。

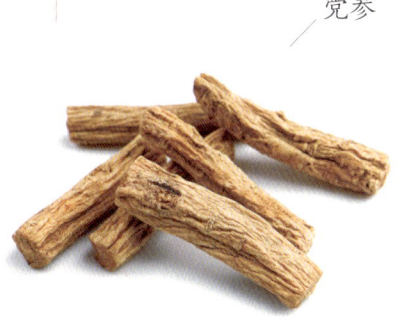
党参

151

疲劳

慢性疲劳在现代忙碌、压力大的社会非常常见。常表现为嗜睡，又或是身觉不累，但提不起劲，感觉"心累"。

气　虚

因为气虚导致的疲劳是最为常见的，消除这种疲劳感我们最常用的方法是"补气"。同时搭配宁心安神之品，保证充足的睡眠，让补气的效果事半功倍。（荐：灵芝、灵芝五指毛桃枸杞煲老鸡）

五指毛桃

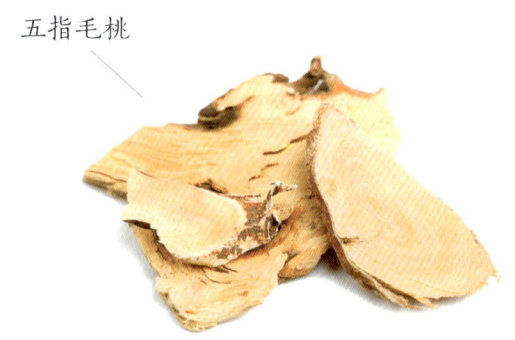

肾 虚

如果疲劳伴随有夜尿频、腰膝酸软等症状，那还需要固肾缩尿。而核桃就非常适合，因为核桃能补肾缩尿，且性味平和，男女老少皆宜。（荐：核桃、牛奶鸡蛋核桃糊）

心 火

可见舌干唇燥、心烦，需要食用一些清心火的食材。心烦一去，则神智安宁，睡眠更好，疲劳感自然就消除了。（荐：芦笋、牛油香炒芦笋）

鸡蛋

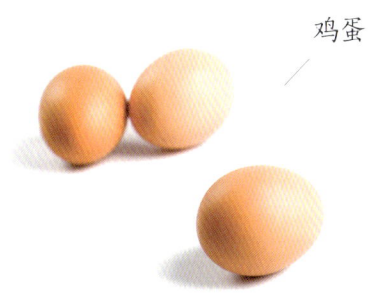

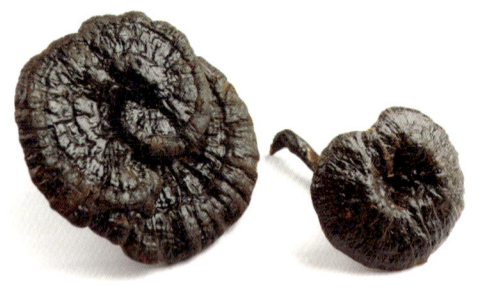
灵芝

灵芝五指毛桃枸杞煲老鸡

口味	清香
分量	2~3人量
厨艺	煲
厨具	汤煲

材料

老鸡半只，灵芝30克，五指毛桃100克，枸杞子30克，食盐适量。

做法

❋ 老鸡斩块洗净，焯水。

❋ 将适量清水放入汤煲内煮沸，放入所有材料，小火煲1.5小时，调味即可。

专家点评

五指毛桃能健脾化湿、行气化痰、舒筋活络，而且性质平和，能化春湿、抗疲劳。灵芝养心补虚、增强体质的同时，还能宁心安眠。搭配枸杞子和老鸡熬汤，能够强身健体、抵御病邪。

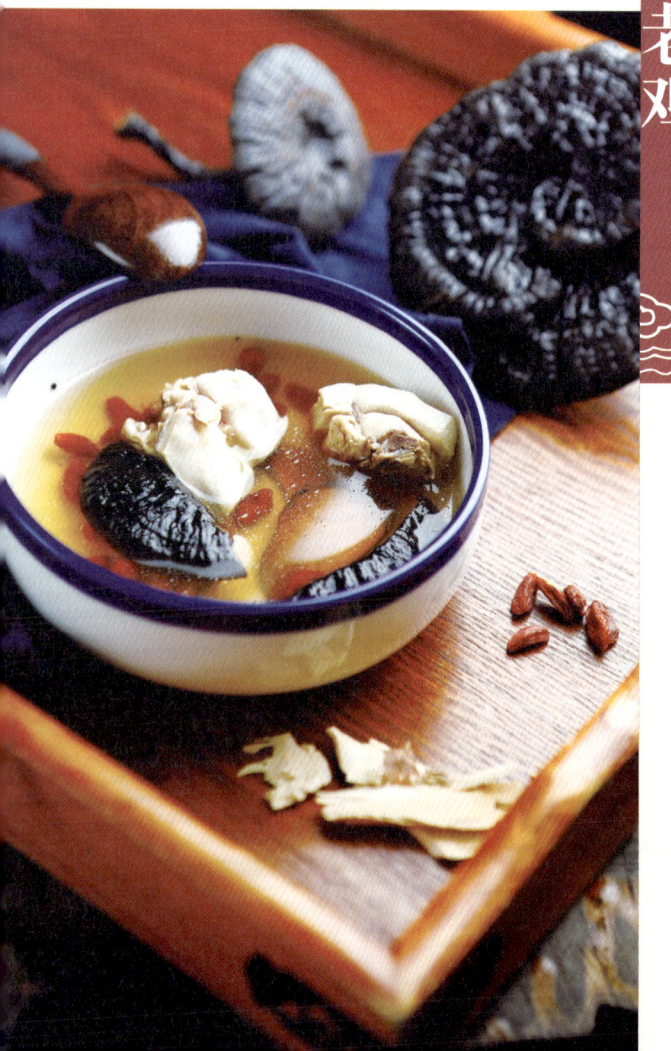

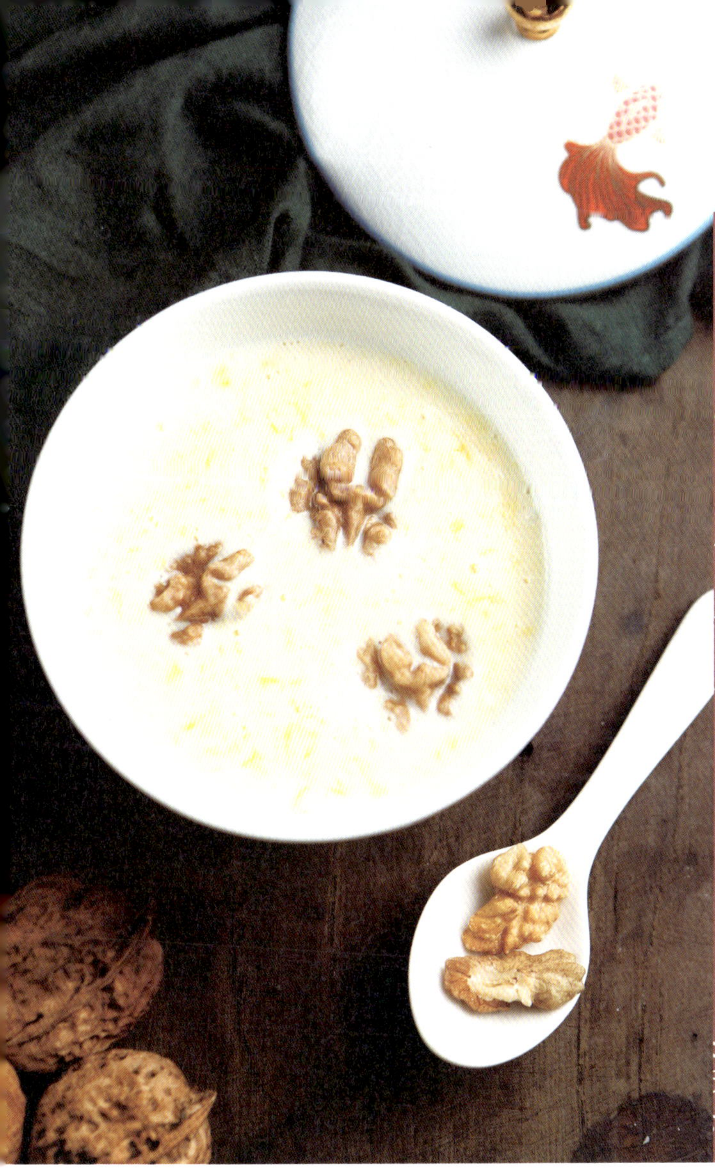

牛奶鸡蛋核桃糊

口味　香甜

分量　3人量

厨艺　搅拌、煮

厨具　搅拌机和煮锅

专家点评

核桃味甘，性温，有补肾、益精、健脑的作用。鸡蛋味甘，滋阴润燥，各种维生素、卵磷脂、叶黄素等的含量丰富，有助于维持大脑和眼睛的健康。牛奶味甘，性微寒，具有补虚损、益肺胃、生津的功效。此膳食营养丰富、滋阴润燥，兼具补肾补虚的作用，经常食用能够增强人体抵抗力、抗疲劳，特别适合因阴虚而表现有口渴、皮肤干的人群食用。

材料

鸡蛋2个，核桃仁100克，牛奶500毫升，红糖适量。

做法

❀ 核桃仁放入搅拌机，加少许温水打碎，隔渣后兑入牛奶。

❀ 锅内加少量清水与红糖熬煮，红糖完全溶化后，倒入牛奶核桃仁混合液煮熟，关火后打入鸡蛋拌匀即可。

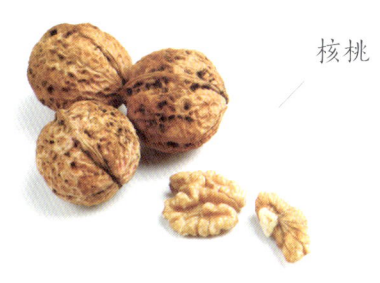

核桃

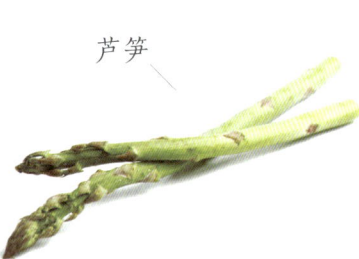

芦笋

牛油香炒芦笋

心火

口味	清香
分量	2~3人量
厨艺	炒
厨具	炒锅

材料

芦笋500克，牛油、食盐适量。

做法

- 将芦笋根部及皮削掉，切段，焯水备用。
- 热锅，加入牛油，再加入芦笋炒香炒熟，加食盐调味即可。

专家点评

芦笋春秋季采挖，所以春天也适合吃芦笋。芦笋含有丰富的芦丁，能增强人体抵抗力，在国际市场上享有"蔬菜之王"的美称。另外，芦笋有清热生津、利水通淋的功效，对于出现口渴心烦、舌边尖红、小便黄而不畅症状的人士非常合适。张秉成在《本草便读》中指出："芦笋，茎与笋有上升之意。"其应春天阳气升发，能增强人体精力、抵御疲劳。

小贴士

芦笋最好选细根的，比较嫩，口感更好。

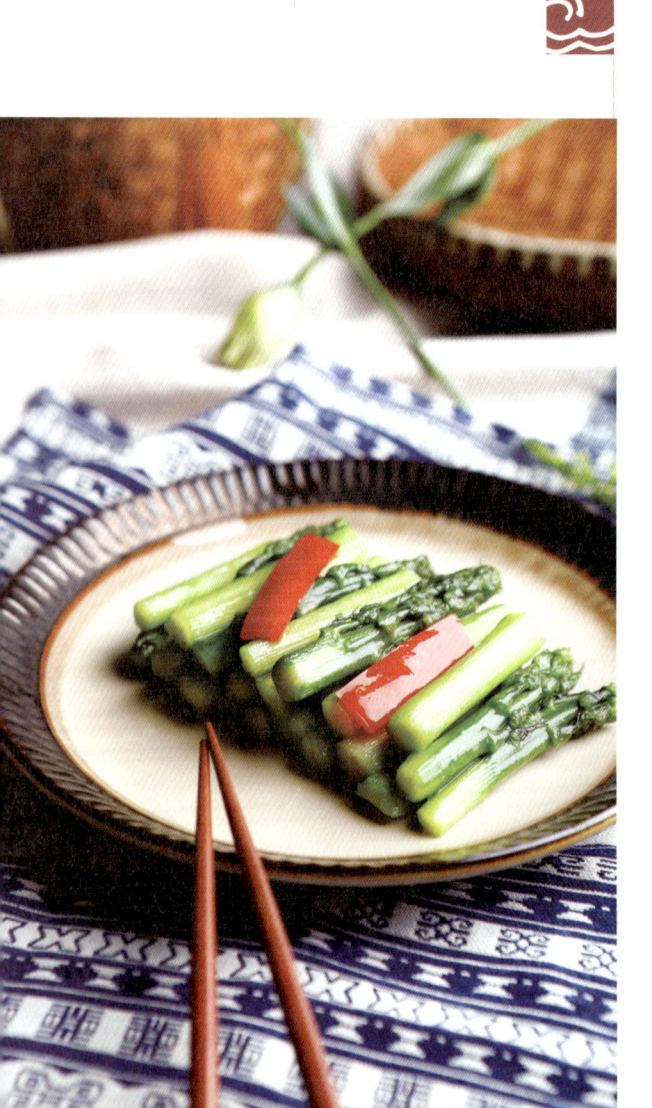

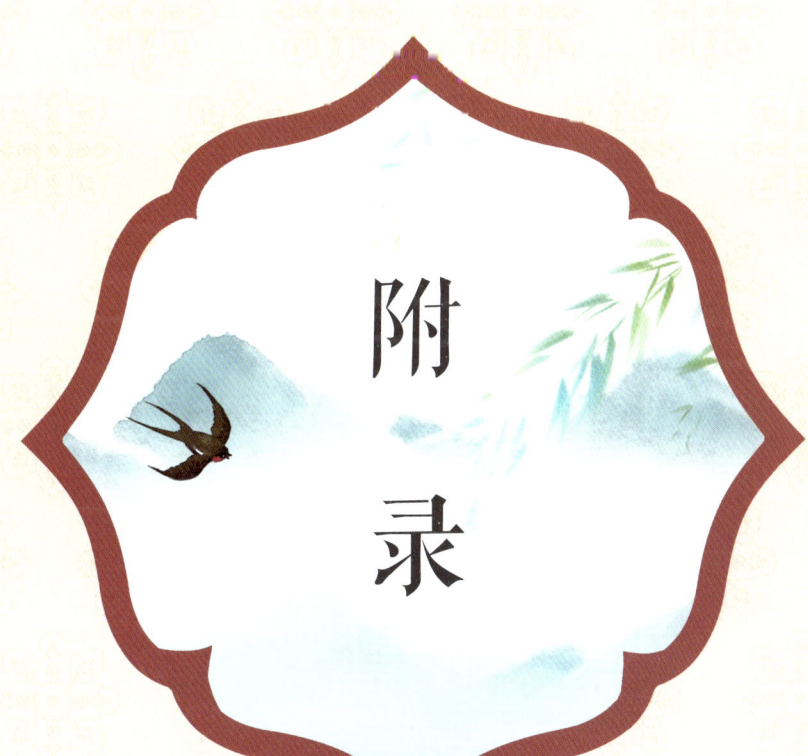

附录

食材功效一览表

食材	性味	归经	功效
山药	味甘，性平	脾经、肺经、肾经	补脾养胃、生津益肺、补肾涩精
党参	味甘，性平	脾经、肺经	补中益气、健脾益肺、生津养血
龙眼肉	味甘，性温	心经、脾经	补益心脾、养血安神
枸杞子	味甘，性平	肝经、肾经	滋补肝肾、益精明目
红枣	味甘，性温	脾经、胃经、心经	补中益气、养血安神、缓和药性
黑豆	味甘，性平	脾经、肾经	益精明目、养血祛风、利水解毒、乌须发

适应证	推荐膳食	页码
食欲不振、消化不良，尤适用于脾胃虚弱引起的便溏泄泻	山药红枣蒸排骨 三鲜固本汤 健脾开胃汤 山药莲子羹	20 78 101 127
脾肺气虚引起的食少倦怠、咳嗽虚喘，以及气血不足引起的面色萎黄、心悸气短	党参石斛炖海参 红曲党参炖鸡	22 151
心脾虚损、气血不足引起的心悸怔忡、健忘失眠、血虚萎黄	药膳凤爪 红枣枸杞龙眼肉乌鸡汤 补血安神茶	11 21 81
虚劳精亏、腰膝酸痛、眩晕耳鸣、阳痿遗精、内热消渴、血虚萎黄、目昏不明	药膳凤爪 红枣枸杞龙眼肉乌鸡汤 香花茶 木棉花枸杞蒸排骨 核桃芝麻枸杞糊 酒酿枸杞蛋白羹 灵芝五指毛桃枸杞煲老鸡	11 21 79 103 133 148 154
脾虚食少、乏力便溏、血虚萎黄、妇人脏躁、心神不安，并能调和诸药	山药红枣蒸排骨 红枣枸杞龙眼肉乌鸡汤 天麻川芎红枣炖鱼头 川芎土茯苓红枣煲鱼头 参须红莲乌鸡汤	20 21 43 46 80
祛风除热，解除肾虚所致的五心烦热、心烦口渴、腰膝酸软、尿频尿多、须发早白、目暗耳鸣，以及女性白带异常、下腹冷痛；血虚引起的头痛眩晕	黄精黑豆煲猪瘦肉	149

食材	性味	归经	功效
石斛	味甘，性微寒	胃经、肾经	养胃阴、生津液、清退虚热
板栗	味甘，性温	脾经、胃经、肾经	养胃健脾、补肾强筋、活血止血
胡椒根	味辛，性温	肾经、膀胱经	暖胃醒脾、温通经络、祛除风湿
三七	味甘、微苦，性温	肝经、胃经	活血化瘀、消肿定痛
艾叶	味辛、苦，性温，有小毒	肝经、脾经、肾经	温经止血、散寒止痛；外用祛湿止痒
当归	味甘、辛，性温	肝经、心经、脾经	补血活血、调经止痛、润肠通便
川芎	味辛，性温	肝经、胆经、心包经	活血行气、祛风止痛

适应证	推荐膳食	页码
胃阴不足引起的口燥咽干、干呕呃逆、大便干结、胃脘灼热隐痛、嘈杂吞酸、痞胀不舒、阴液耗伤引起的口干口渴、虚热缠身、五心烦热等症尤为适合	党参石斛炖海参 石斛陈皮炖乳鸽 鲜石斛川贝母煲鹧鸪 石斛麦冬炖鲍鱼	22 23 36 69
对脾胃虚弱引起的泄泻、反胃作呕等尤为适合，能补肾强筋健骨，令人腰不酸、腿不软	核桃板栗猪腰汤	4
胃寒疼痛、脘腹冷痛、食欲不振；风寒湿痹引起的关节筋骨疼痛、风湿麻木	胡椒根煲鸡脚	6
民间对三七有"生打熟补"的说法，中医认为生三七止血化瘀、消肿定痛力强，具有止血不留瘀、化瘀而不致出血的特点，常用于治疗咯血、吐血、衄血、便血、崩漏、外伤出血等各种出血证，以及跌打损伤、瘀滞肿痛。而熟三七因经过高温油炸，部分化学成分有所改变，因此化瘀止血力较生品弱，滋补力较强，常用于气血不足、身体虚弱而有瘀者，有部分医家认为，三七经过鸡油炸后，能加速骨折愈合，是治疗骨折的良药	三七红参鸡汤 天麻三七排骨汤	7 47
吐血、衄血、崩漏、胎漏下血、少腹冷痛、月经不调、宫寒不孕；外治皮肤瘙痒	艾叶老鸡汤	5
用于血虚萎黄、眩晕心悸、月经不调、经闭痛经、虚寒腹痛、风湿痹痛、跌扑损伤、痈疽疮疡，以及血虚津液不足、肠液亏乏引起的大便秘结	三七红参鸡汤 当归杜仲牛大力煲牛膝骨 药膳凤爪 当归黄芪鲫鱼汤 肉苁蓉炖羊肉	7 8 11 68 132
有"血中气药"之称的川芎，不仅是祛头风、止头痛的良药，还可用于心脉瘀阻引起的胸痹心痛、胸胁刺痛，瘀阻脉络引起的中风偏瘫、肢体麻木，以及妇女月经不调、经闭痛经、癥瘕腹痛等	药膳凤爪 天麻川芎红枣炖鱼头 祛风止痛鱼头汤 川芎土茯苓红枣煲鱼头	11 43 45 46

161

食材	性味	归经	功效
草果	味辛，性温	脾经、胃经	燥湿散寒、开胃醒脾、除痰截疟
绿豆	味甘，性凉	心经、胃经	清热解毒、消暑、利水
绿豆芽	味甘，性凉	胃经、三焦经	解酒毒、热毒，利三焦
玉竹	味甘，性微寒	肺经、胃经	养阴润燥、生津止渴
花椒	味辛散，性温燥	脾经、胃经、肾经	温中燥湿、散寒止痛、杀虫止痒
白扁豆	味甘，性微温	脾经、胃经	健脾化湿、消暑和中
苋菜	味甘，性凉	大肠经、小肠经	清热解毒、利尿除湿、通利大便
罗汉果	味甘、性凉	肺经、大肠经	清热润肺，利咽开音，滑肠通便
枇杷叶	味苦，性微寒	肺经、胃经	清肺止咳、降逆止呕

适应证	推荐膳食	页码
寒湿阻滞脾胃引起的呕吐泄泻、脘腹胀痛、舌苔浊腻，寒湿偏盛剥疟疾或者秽浊湿邪障气所致的瘴疟等	羊骨浓汤	9
湿热烦渴、小便不利，以及热毒引起痈肿、丹毒、肥腺炎等	祛湿冬瓜盅 绿豆海带煲排骨	16 119
容易上火（痤疮、口腔溃疡、咽喉痛），小便偏黄，大便偏干	彩丝凉拌捞起	15
养肺胃之阴而不滋腻，清热而不甚寒凉，用于肺胃阴伤、燥热咳嗽、咽干口渴、内热消渴及阴虚外感引起的感冒	香菇豆芽玉竹素高汤 白玉汤	17 97
脾胃虚寒引起的脘腹冷痛、呕吐或者寒湿阻滞引起的腹痛泄泻；外用可治湿疹、阴痒等皮肤病	豆腐辣子鱼	26
脾虚湿盛、运化失常引起的食欲不振、便溏泄泻，以及妇女脾虚、湿浊下注引起的带下病等，对暑湿伤中、脾胃失和引起的呕吐泄泻、胸闷腹胀尤为适合	祛湿冬瓜盅 鱼尾祛湿汤 太子参白扁豆薏米汤	16 29 124
爱解湿热引起的心烦失眠、目赤月痛、咽喉红肿、大便不通、小便短赤涩痛等症状	金银蛋上汤苋菜	28
肺热咳嗽或老年人肺燥久咳，燥热伤津引起的口干口渴、咽喉干痛、声音嘶哑，大肠津伤引起的肠燥便秘，还有一定的降血糖和降脂减肥作用	罗汉果枇杷叶煲猪䏝	35
肺热咳嗽、气逆喘急、胃热呕逆、烦热口渴	罗汉果枇杷叶煲猪䏝	35

食材	性味	归经	功效
陈皮	味苦、辛，性温	肺经、脾经	理气健脾、燥湿化痰
川贝母	味甘、苦，性微寒	肺经、心经	清热润肺、化痰止咳、散结消痈
五指毛桃	味甘，性微温	肺经、脾经、胃经、大肠经、肝经	益气健脾、祛痰化湿、舒筋活络
西洋参	味甘、微苦，性凉	心经、肺经、肾经	补气养阴、清热生津
生姜	味辛，性微温	肺经、脾经、胃经	解表散寒、温中止呕、化痰止咳、解鱼蟹毒
薄荷	味辛，性凉	肺经、肝经	疏散上焦风热、清利头目、利咽透疹解毒、疏肝解郁
白芷	味辛，性温	肺经、胃经、大肠经	解表散寒、祛风止痛、宣通鼻窍、燥湿止带、消肿排脓
天麻	味甘，性平	肝经	息风止痉、平肝潜阳、祛风通络

适应证	推荐膳食	页码
既能理肺气之壅滞，用于痰湿壅滞、肺失宣降导致的咳嗽痰多、胸闷气促等症，是止咳化痰方剂中的"常客"，又可以行脾胃之气，用于脾胃气滞引起的脘腹胀满、食少吐泻	胡椒根煲鸡脚 陈皮普洱姜母茶 三老清汤	6 57 94
质地滋润的川贝母，最适用于缓解秋燥肆虐、燥热相结、肺阴受损引起的口燥咽干、干咳痰少、痰中带血等不适	鲜石斛川贝母煲鹧鸪	36
肺虚痰喘、脾胃气虚、肢倦无力、食少腹胀、风湿痹痛、水肿、妇女带下、产后无乳等症	五指毛桃茯苓陈皮煲排骨 灵芝五指毛桃枸杞煲老鸡	37 154
用于气阴亏虚、虚热烦倦、咳喘痰血、内热消渴、口燥咽干等	健脾固肺汤	39
入肺能发汗解表、温肺散寒、化痰止咳，用于外感风寒轻证、肺寒及寒痰咳嗽；入脾胃能温胃散寒、和中降逆而止呕，尤以胃寒呕吐为宜	蒸橙 天麻三七排骨汤 姜蓉炒饭	34 47 113
外感风热邪气或者温病初起，感到恶寒发热、咽喉肿痛、头痛不适，以及麻疹初起、透发不畅或者风疹瘙痒等症，还可用于肝郁气滞引起的胸胁胀满	紫苏薄荷鱼头汤 紫苏薄荷茶	42 61
宣散阳明经风寒湿邪、通鼻窍、止痛，用于风寒表证引起的头痛、牙痛、眉棱骨痛、鼻塞流涕等症，还能燥湿止带、消肿排脓，用于妇女带下过多及湿疹瘙痒、疮疡肿痛等皮肤病。另外，白芷打粉外敷还有祛斑美白的作用	祛风止痛鱼头汤	45
肝风内动所致痉挛抽搐、外感风邪所致头痛、中风所致偏瘫、肝阳上亢所致头晕头痛等，是治疗高血压、头痛眩晕的良药	天麻川芎红枣炖鱼头 天麻三七排骨汤	43 47

食材	性味	归经	功效
土茯苓	味甘、淡，性平	肝经、胃经	除湿解毒、通利关节
青榄	味甘、酸，性平	肺经	清热解毒、利咽生津
金银花	味甘，性寒	肺经、心经、胃经	宣散风热、清解热毒
洋葱	味辛、甘，性温	肝经	健胃理气、解毒杀虫、发散风寒
荸荠（马蹄）	味甘，性寒	肺经、胃经	清热泻火、消食化积、开胃醒酒
芫荽（香菜）	味辛，性温	肺经、胃经	发表透疹、健胃消食
白萝卜	味甘，性凉	肺经、胃经	消积滞、化痰热、下气、宽中、解毒
乌梅	味酸、涩，性平	肝经、脾经、肺经、大肠经	生津液、止烦渴、敛肺止咳、涩肠止泻、安蛔
独脚金	味甘、淡，性平	肝经、脾经、肾经	平肝消疳、健脾消食、清热利尿

适应证	推荐膳食	页码
湿毒引起的湿疹、痈肿、疥癣、梅毒等皮肤病或者湿热下注引起的热淋涩痛、妇女带下病等	川芎土茯苓红枣煲鱼头	46
炎火上炎、咽喉肿痛，以及酒精中毒引起头晕头痛、胸闷不舒等醉酒不适，或进食鱼蟹海鲜后引起呕吐腹泻、肠胃不适	蚝豉青榄煲猪瘦肉	51
外感风热引起的发热、咽喉肿痛；热毒引起的疔疮痈肿、丹毒、血痢等	金银花菊花蜜	50
外感风寒引起的头痛鼻塞、身重恶寒、发热无汗，以及脾胃气滞、食少腹胀等	洋葱汤	54
入肺可用于热病引起的发热、痰热咳嗽、咽喉肿痛；入胃能用于胃热引起的口臭、口干口渴、小儿口疮；入肝胆能用于湿热黄疸、肝经热厥、目赤障翳；入大肠能用于痢疾便血、痔疮出血。可用于妇女崩漏下血	菊花马蹄羹 甘蔗菊花饮 粉葛马蹄猪瘦肉汤	56 87 125
用于感冒初起或麻疹初期透发以及胃寒食带胃痛	红白萝卜芹菜香菜紫菜汤 番茄豆芽拌面	55 64
生白萝卜适用于痰热咳嗽、喉闭失声、消渴口干，胃热引起的嗳气吞酸、反胃呕吐，以及咯血、鼻出血、痢疾下血等出血症；熟白萝卜适用于食积胀满、痰多咳嗽等症	羊骨浓汤 彩丝凉拌捞起 红白萝卜芹菜香菜紫菜汤 白萝卜丝白鲫鱼汤 三老清汤 白萝卜丝涮羊肉	9 15 55 65 94 135
肺虚久咳或者阴虚燥咳，脾虚引起的久泻久痢，虚火上炎引起的咽喉肿痛、牙龈肿痛、口腔溃疡等，以及蛔厥呕吐腹痛	酸梅汤 补血安神茶	62 81
小儿疳积、消化不良、小儿夏季热、小儿腹泻、小便不利、黄疸型肝炎等	开胃消滞汤	63

食材	性味	归经	功效
糯米	味甘，性温	脾经、胃经、肺经	补中益气、补虚、健脾暖胃、止汗
麦冬	味甘、微苦，性微寒	心经、肺经、胃经	养阴生津、润肺清心
淡豆豉	味苦、辛，性凉	肺经、胃经	解表、除烦、宣散郁热
葱白	味辛，性温	肺经、胃经	发汗解表、散寒通阳
牡蛎肉（蚝豉）	味咸、涩，性微寒	肝经、心经、肾经	滋阴、养血、补五脏
淡菜	味咸，性温	肝经、肾经	补肝肾、益精血、消瘿瘤
桂花	味辛，性温	肺经、脾经、肾经	疏肝理气、生津健胃、活血益气、化痰止咳
红参	味甘、微苦，性温	脾经、肺经、心经、肾经	大补元气、复脉固脱、益气摄血
百合	味甘，性寒	肺经、心经	养阴润肺、清心安神
人参须	味甘、苦，性平	肺经	益气、生津、止渴

适应证	推荐膳食	页码
脾胃虚寒泄泻、气虚自汗或阴虚盗汗	神仙粥 糯米小麦粥	60 71
既能养肺之阴而润肺止咳，用于肺燥干咳、阴虚痨嗽、喉痹咽痛、津伤口渴；又能益胃之阴而生津止渴，润肠通便，用于内热消渴、肠燥便秘；还能养阴清心而除烦热安神，对阴虚引起的潮热、心烦汗出、手足心热、心烦失眠尤为适合	石斛麦冬炖鲍鱼	69
邪热内郁引起的胸中烦闷、虚烦失眠，特别适用于外感烦热、胃口不佳	葱白豆豉粉葛汤	74
外感风寒轻证，以及寒凝气阻、脘腹疼痛	洋葱汤 神仙粥 葱白豆豉粉葛汤	54 60 74
阴虚烦热失眠、潮热盗汗、心神不宁，尤适用于小儿缺锌所致体质虚弱、不思饮食	蚝豉青榄煲猪瘦肉 蚝豉淡菜黄豆煲节瓜	51 75
虚劳羸瘦，眩晕，阴虚盗汗，瘿瘤癥瘕，男子遗精、阳痿，妇女崩漏、带下	蚝豉淡菜黄豆煲节瓜	75
平衡身心情绪、缓和精神压力，尤适用于平素思虑过多引起的失眠；且能散冷气、消瘀血，用于治疗痰饮喘咳、经闭腹痛、肠风血痢、牙痛口臭等症	香花茶	79
久病大病、气虚欲脱、阳气虚弱、气血不足、经常怕冷、四肢不温、倦怠乏力、失眠、易疲劳、气短喘促，以及气不摄血、崩漏下血等	三七红参鸡汤	7
肺阴虚引起的燥咳、劳嗽咳血、慢性支气管炎，阴血不足、心神失养引起的虚烦惊悸、失眠多梦、精神恍惚	三鲜固本汤	78
气虚诸证、胃虚呕逆、咳嗽吐血、津伤口渴	参须红莲乌鸡汤	80

食材	性味	归经	功效
茯神	味甘、淡，性平	心经、脾经	利水渗湿、宁心安神
人参叶	味苦、甘，性寒	肺经、胃经	补气、益肺、祛暑、生津
苦瓜	味苦，性寒	心经、肝经、脾经、肺经	祛暑涤热、清肝明目、清热解毒
菊花	味甘、苦，性微寒	肺经、肝经	疏散风热、平肝明目、清热解毒
无棱丝瓜（水瓜）	味甘、性凉	肝经、胃经	清热解暑、生津止渴、清热化痰、凉血解毒
薏米	味甘、淡，性凉	脾经、胃经、肺经	利水渗湿、健脾止泻、除痹、排脓、解毒散结
芡实	味甘、涩，性平	脾经、肾经	益肾固精、补脾止泻、除湿止带
金橘	味甘、性温	肺经、胆经	理气解郁、止咳化痰、运脾和中
桑叶	味甘、苦，性寒	肺经、肝经	疏散风热、清肺润燥、清肝明目
黄芪（北芪）	味甘，性微温	脾经、肺经	补气升阳、固表止汗、利水消肿、生津养血、行滞通痹、托毒排脓、敛疮生肌

适应证	推荐膳食	页码
心虚血少导致的心悸怔忡、心神恍惚、神不守舍、健忘，以及虚劳烦躁、心烦失眠、睡卧不宁	补血安神茶	81
气虚咳嗽、暑热口渴、头目不清、四肢倦乏、热病伤津、胃阴不足、虚火牙痛等	人参叶煲水鸭	84
夏季中暑、发热上火、口干口苦、疮疡肿毒、牙痛、湿热泻痢、便血、肝热目赤肿痛等	高汤浸苦瓜	85
外感风热、温病初起导致的头痛眩晕、目赤肿痛、眼目昏花、疮痈肿毒	金银花菊花蜜 菊花马蹄羹 香花茶 甘蔗菊花饮	50 56 79 87
热病口渴、身热烦躁、痰热咳喘，血热引起的痔漏崩中、大小便出血，热毒痈疽疮疖，小儿痘疹胎毒等	无棱丝瓜煮白贝	89
水肿、脚气、小便不利、脾虚泄泻、湿痹拘挛、肺痈、肠痈、赘疣、癌肿	祛湿冬瓜盅 鱼尾祛湿汤 芡实薏米陈皮煲老鸭 薏苓养胃粥	16 29 88 111
脾虚久泻，遗尿尿频，男子遗精滑精，妇女带下、白浊	芡实薏米陈皮煲老鸭 黄芪玉米须芡实煲排骨	88 121
脾胃气滞、消化不良、胸闷郁结、咳嗽痰多等	咸金橘	92
外感风热初起引起发热头痛、咽喉肿痛或肝经风热引起的目赤肿痛、视物昏花；蜜炙后的桑叶特别适用于燥热伤肺导致的咽干咳嗽、痰中带血	鸡汤桑叶	93
用于气虚乏力、食少便溏、中气下陷、久泻脱肛、便血崩漏、表虚自汗、气虚水肿等气虚诸证，以及内热消渴、血虚萎黄、半身不遂、痹痛麻木、痈疽难溃、久溃不敛等	药膳凤爪 当归黄芪鲫鱼汤 药膳鸡 黄芪玉米须芡实煲排骨	11 68 96 121

食材	性味	归经	功效
白果	味甘、苦、涩，性平	肺经、肾经	敛肺定喘、止带缩尿
鸡内金	味甘，性平	脾经、胃经、小肠经、膀胱经	健胃消食、涩精止遗、通淋化石
羊肚菌	味甘，性平	脾经、胃经	健胃消食、补脾益肠、理气化痰、补肾壮阳
木棉花	味甘、淡，性凉	大肠经	清热利湿、解毒
白胡椒	味辛，性热	胃经、大肠经	温中散寒、下气消痰
高良姜	味辛，性热	脾经、胃经	温中止呕、散寒止痛
紫苏叶	味辛，性温	脾经、肺经	解表散寒、行气宽中、和胃止呕、理气安胎
火炭母	味酸、涩，性凉	肝经、脾经	清热解毒、利湿消滞、凉血止痒、明止退翳
茯苓	味甘、淡，性平	心经、肺经、脾经、肾经	利水渗湿、健脾益气、宁心安神
肉桂	味辛、甘，性大热	肾经、脾经、心经、肝经	补火助阳、引火归元、散寒止痛、温经通脉

适应证	推荐膳食	页码
痰多喘咳、风寒咳嗽、肺热燥咳或肺肾两虚引起的喘咳；以及尿频遗尿、妇女带下白浊	白玉汤	97
各种饮食积滞、小儿疳积、食滞兼脾虚、呕吐泻痢，以及遗尿、遗精、泌尿系结石、胆道结石等	健脾开胃汤	101
脾胃虚弱、消化不良、痰多气短、肾阳不足、经常神疲健忘、容易感冒	石斛羊肚菌龙眼肉煲猪瘦肉	105
湿热泻痢、脾胃湿热、痔疮出血等	木棉花枸杞蒸排骨 木棉花化湿汤	103 120
脾胃虚寒引起的食欲不振、脘腹冷痛、寒证呕吐、腹胀腹泻等，痰气郁滞、痰蒙清窍引起的癫痫痰多等	白胡椒煲猪肚汤	104
脾胃中寒、脘腹冷痛、四肢厥冷、呕吐清水、泄泻、噎膈反胃、食滞、瘴疟、冷癖等中寒之证	高良姜粥	109
外感风寒表证引起的恶寒发热、头痛鼻塞、气滞胸闷、咳嗽等，脾胃气滞引起的胸闷不舒、恶心呕吐，特别适用于妊娠呕吐。还能缓解食用鱼蟹水产品后引起的肠胃不适	紫苏薄荷鱼头汤 秘制酱料	42 108
湿热泻痢、消化不良、咽喉肿痛、肺热咳嗽、湿热黄疸等	火炭母猪横脷汤	110
各种水液代谢失常引起的水肿尿少、痰饮眩悸，脾胃虚弱、不思饮食、消化不良、大便溏泄、身体疲倦乏力，以及心脾两虚引起的心神不安、惊悸失眠	五指毛桃茯苓陈皮煲排骨 薏苓养胃粥	37 111
命门火衰、肾阳不足引起的畏寒肢冷、腰膝酸软、尿频尿多、阳痿宫冷、肾虚作喘等，寒邪内侵、脾胃虚寒引起的脘腹冷痛、呕吐泄泻或者脾肾阳虚引起的腹痛呕吐、四肢厥冷、大便溏泄等	盐焗肉桂猪腰	115

食材	性味	归经	功效
海带	味咸，性寒	肝经、胃经、肾经	清热消痰、软坚散结、利水消肿
玉米须	味甘、淡，性平	肝经、胆经、膀胱经	利水消肿、利尿通淋、利湿退黄
莲子	味甘、涩，性平	脾经、肾经、心经	补脾止泻、涩精止带、养心安神
太子参	味甘、微苦，性平	脾经、肺经	益气健脾、生津润肺
燕麦	味甘，性平	肝经、脾经、胃经	补益脾胃、通便、止汗
肉苁蓉	味甘、咸，性温	肾经、大肠经	补肾阳、益精血、润肠通便
蜂蜜	味甘、性平	肺经、脾经、大肠经	补中益气、润燥通便、缓急止痛、解毒
黑芝麻	味甘，性平	肝经、肾经、大肠经	补肝肾、益精血、润肠燥

适应证	推荐膳食	页码
火郁结引起的瘿瘤瘰疬或痰滞经络，郁成肿引起的睾丸肿痛、乳腺疾病、水肿、气浮肿、小便不利等	绿豆海带煲排骨	119
肿不利、小便不利、湿热淋痛、各类黄疾病	黄芪玉米须芡实煲排骨	121
虚引起的泄泻、男子遗精、妇女带下、烦心悸、失眠不寐	三鲜固本汤 山药莲子羹	78 127
力薄弱而缓和的太子参，是体虚而不受补者或者小儿、老人这类不宜承受峻补人群的补气佳品。既能益脾气，又能养胃，适用于脾气虚弱、胃阴不足引起的食不振、倦怠乏力、尤其对小儿消化不良、虚腹泻、厌食症等具有独特的疗效；另外，太子参还有生津润燥的功效，功能气阴兼补中兼清，用于温病后期气虚津伤引起的肺虚燥咳、内热口渴或气阴两虚引起心悸失眠、虚热汗多及证情较轻微者	太子参白扁豆薏米汤	124
胃虚弱、大便秘结不通、自汗、盗汗。食还能调节血糖、降血脂、降胆固醇、防心血管疾病、美白祛斑、延年益寿	祛湿冬瓜盅 燕麦南瓜牛肉丸	16 134
阳不足、精血亏虚引起的腰膝酸软、筋无力、阳痿、不孕、肠燥便秘等	肉苁蓉炖羊肉	132
津不足引起的肺虚燥咳、肠燥便秘、中虚寒、脘腹疼痛	金银花菊花蜜 鲜人参片泡蜂蜜	50 131
虚遗精、早泄、腰膝酸软、头晕目眩、鸣耳聋、须发早白、病后脱发及肠燥便秘	核桃芝麻枸杞糊	133

食材	性味	归经	功效
狗脊	味甘、苦，性温	肝经、肾经	祛脊背之风寒湿、止痹痛利关节、补肝肾、强腰膝、温补固涩
粉葛	味甘、辛，性凉	脾经、胃经	发散表邪、解肌退热、透发麻疹、生津止渴、止泻止痢
杜仲	味甘，性温	肝经、肾经	补肝肾、强筋骨、安胎
花生	味甘，性平	脾经、肺经	润肺、补脾和胃
茵陈	味苦、辛，性微寒	脾经、胃经、肝经、胆经	清热利湿、利胆退黄
酒酿	味甘、辛，性温	肺经、脾经、胃经	益气、生津、活血
黄精	味甘，性平	脾经、肺经、肾经	滋肾阴、润肺燥、补脾阴、益脾气、补肾益精、补虚止咳
红曲	味甘，性温	肝经、脾经、大肠经	活血化瘀、健脾消食、温中止痢
灵芝	味甘，性平	心经、肺经、肝经、肾经	补气安神、止咳平喘
芦笋	味甘，性寒	肺经、脾经	清肺止渴、利水通淋
核桃	味甘，性温	肾经、肺经、大肠经	补肾固精、温肺定喘、润肠通便、排石通淋

适应证	推荐膳食	页码
风寒湿兼肾虚腰脊强痛而不能俯仰、腰膝酸弱、关节痹痛等，肾虚下元不固引起的尿频、遗尿及妇女冲任虚寒引起的白带过多等	狗脊炖牛髓	138
外感发热头痛、项背强痛、麻疹不透、热病口渴、阴虚消渴、热泄热痢、脾虚泄泻等	葱白豆豉粉葛汤 粉葛马蹄猪瘦肉汤 粉葛煲猪脊骨	74 125 139
肝肾不足引起的腰膝酸痛、筋骨无力、头晕目眩、妊娠漏血、胎动不安	当归杜仲牛大力煲牛膝骨 核桃杜仲猪脊骨汤	8 141
肺燥咳嗽、脾虚反胃、脚气、产后妇女乳少	核桃杜仲猪脊骨汤 香菇花生核桃煲鸡脚	141 144
湿温之邪在气分引起的发热困倦、身重乏力、胸闷腹胀，肝胆湿热引起的黄疸、小便短赤，以及湿疮湿疹等皮肤病	茵陈祛湿汤	145
皮肤干燥、痘疹透发不起、乳痈肿痛、头痛头风	酒酿枸杞蛋白羹	148
阴虚燥咳、劳嗽久咳、脾胃气虚、肾精亏虚、腰膝酸软、阴液不足引起的消渴症	黄精黑豆煲猪瘦肉	149
消化不良、饮食停滞引起的腹胀饱滞、胸膈满闷，三焦湿热引起的腹痛泄泻、下痢赤白、妇女产后恶露不尽、瘀血阻滞引起的腹痛身热等	红曲党参炖鸡	151
心神不宁、失眠心悸、肺虚咳喘、虚劳短气、不思饮食	灵芝五指毛桃枸杞煲老鸡	154
热病心烦口渴，舌边尖红、小便黄而不畅	牛油香炒芦笋	156
肾阳不足引起的阳痿遗精、小便频数、腰腿弱、喘咳气短；肠燥便秘或者泌尿系结石等	核桃板栗猪腰汤 核桃芝麻枸杞糊 香菇花生核桃煲鸡脚 牛奶鸡蛋核桃糊	4 133 144 155

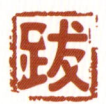

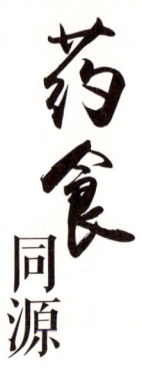

同源

药食同源，是一句古老相传的格言。中药与食物材料都取自天然，很多都相同或相近；而且中药与食物搭配，都离不开中医的四气（寒热温凉）五味（辛甘酸苦咸）理论。唐代药王孙思邈说，凡养生防病先用食疗，"食疗不愈，然后命（意为使用）药"。由此可见，食物用得好，一样可以抵御疾病。中华饮食文化博大精深，好的食疗方子同时又能做成美食，这岂不是最好最方便的养生方法？

杨志敏教授是著名中医师，2003年受邀到香港西医院用中药救治SARS患者，名闻全国。她救治的危重患者无数，然而越因如此，就越重视养生防病。因为无论医术多高明，救回的已病之身都难与原来一样。所以资深的中医无不崇奉经典《黄帝内经》的名言"上工治未病"，乐意积极向人们推介和传播养生知识。

人们也许不知道，在古代，只有帝王身边才有御医级别的营养师，例如元朝的掌膳太医忽思慧；只有宫廷才能见到如此高度艺术化的食疗书刊，如流传至今的明代宫廷画师彩绘的《食物本草》。而在知识普及化、养生大众化的今天，杨志敏教授亲自执笔，为大家奉献的这一套"中医食养智慧系列"丛书，既有传统医药养生理论，又结合了现代营养学知识。书中的药膳方，多数来自实践，不少源于岭南民俗，有浓厚的生活气息。食材食料有不同档次，烹饪方式简明易行。它们都是杨志敏教授日常指导患者养生防病的经验心得，利于防病，有益养身。

"上工治未病"，这里所说的"治"实际不是只靠医生的，更重要的是人们亲身去实行。现在有了这套"中医食养智慧系列"丛书，大家一起来按图索"膳"，当好自己的"上工"吧！

岭南医学委员会主任委员

郑洁

2022年1月

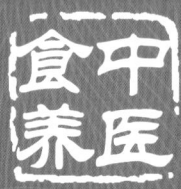